ANNA TRÖKES

YOGA HAUSAPOTHEKE

Die besten Übungen gegen
die häufigsten Alltagsbeschwerden

NIKOL
VERLAG

THEORIE

PRAXIS

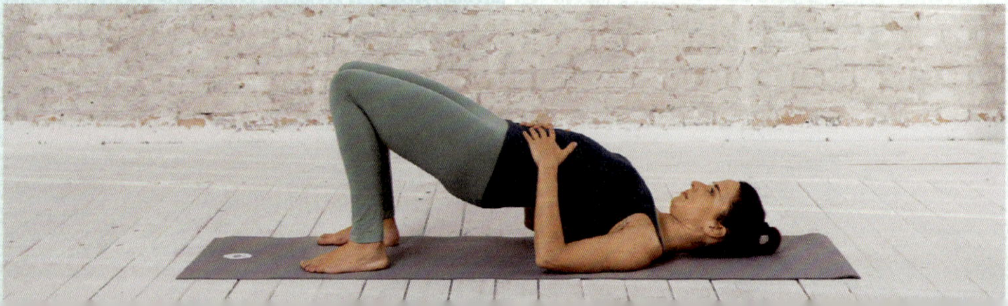

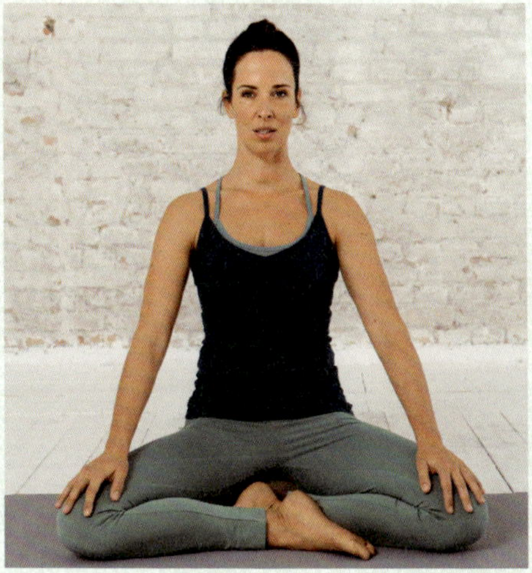

SERVICE

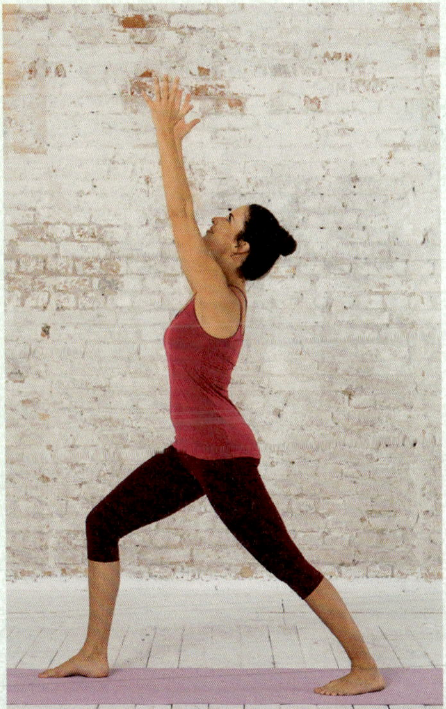

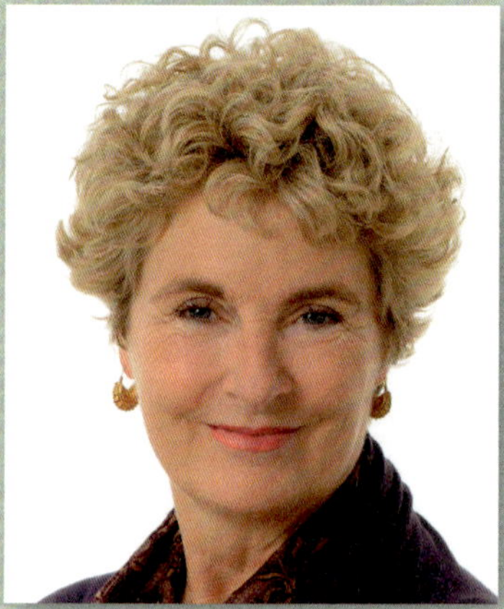

ANNA TRÖKES

Yogalehrerin, Heilpraktikerin und Autorin

»Yoga hat sich als eine überaus erfolgreiche Therapie entpuppt – in einer Eindeutigkeit, die sogar mich überrascht hat.«

PROF. DR. ANDREAS MICHALSEN

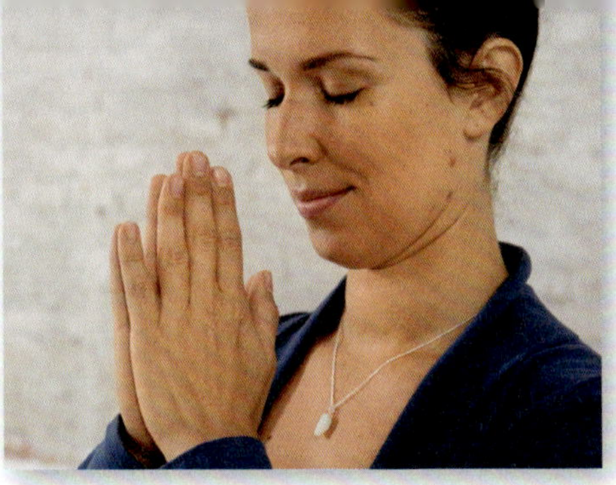

EIN WORT VORAB

Yoga ist heute in der Mitte der Gesellschaft angekommen. Inzwischen gehören Yogakurse ins Programm von Volkshochschulen und Fitnessstudios. Parallel dazu wächst das Interesse an Yogatherapie. Umfragen zeigen, dass fast alle Menschen, die diese Kurse besuchen, sich vor allem eines wünschen: Linderung und Heilung ihrer Beschwerden. Deswegen wächst auch das Interesse an den Heilwirkungen des Yoga, zu dem ich mit diesem Buch einen Beitrag leisten möchte.

Auch mich selber hat der Wunsch nach einer tiefgreifenden Heilung einst zum Yoga gebracht. Ich hatte mir mit 19 Jahren beim Schulsport die Wirbelsäule gebrochen. Die Folge waren chronische Schmerzen, Bewegungseinschränkungen und eine Prognose auf Invalidität. Ich machte damals fleißig Krankengymnastik – leider umsonst. Erst die Yogapraxis brachte Erleichterung und schließlich Heilung. Dieser Heilungsprozess geschah nicht nur auf einer physischen Ebene durch die Körperarbeit an sich, sondern vor allem auf der seelischen Ebene: weil ich verstand, dass ich selber etwas tun konnte, um die Schmerzen zu lindern und meinen Rücken zu stärken. So wurde ich selbstwirksam und verlor die Angst, den Folgen dieses unseligen Unfalls auf immer ausgeliefert zu sein.

Yoga war schon immer Hilfe zur Selbsthilfe. Wichtig ist Ihre Motivation, selbst für Ihre Gesundheit aktiv zu werden. Zudem braucht es die Umsetzung – das Praktizieren der Yogaübungen! Diese »Hausapotheke« ist randvoll gefüllt mit Yogaübungen, die Sie bei akuten Alltagsbeschwerden anwenden können, um wieder gesund zu werden und langfristig, um Ihre Gesundheit zu erhalten.

Anna Trökes

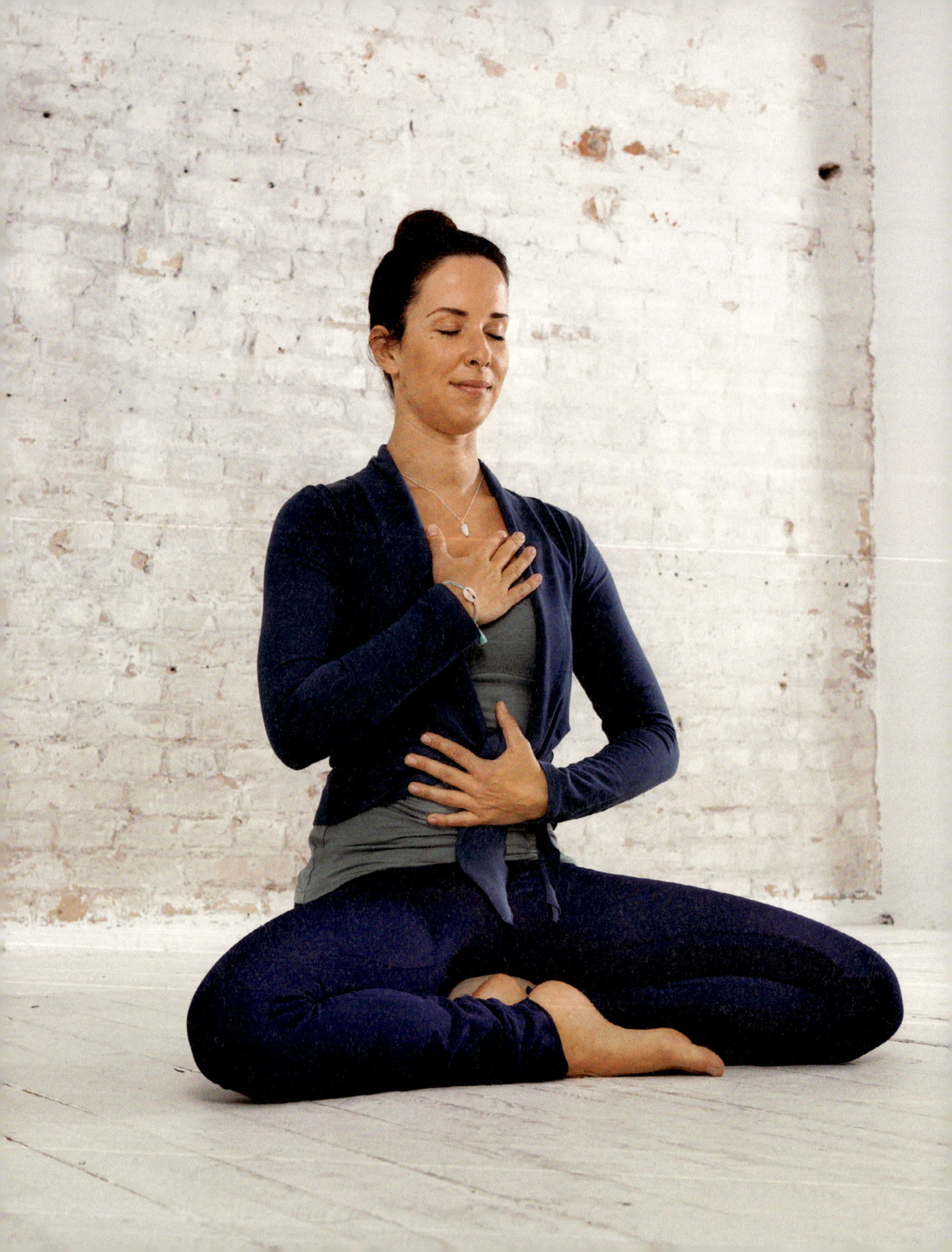

ALLTAGSBESCHWERDEN MIT YOGA BEGEGNEN

ERFAHREN SIE, WARUM YOGA GEGEN DIE URSACHEN VON ALLTAGSBESCHWERDEN SO WIRKUNGSVOLL HILFT. GUT AUSGEWÄHLTE YOGAÜBUNGEN KÖNNEN ABER NICHT NUR LINDERN, SONDERN OFT SOGAR HEILEN, DENN IHR ANSATZ IST GANZHEITLICH.

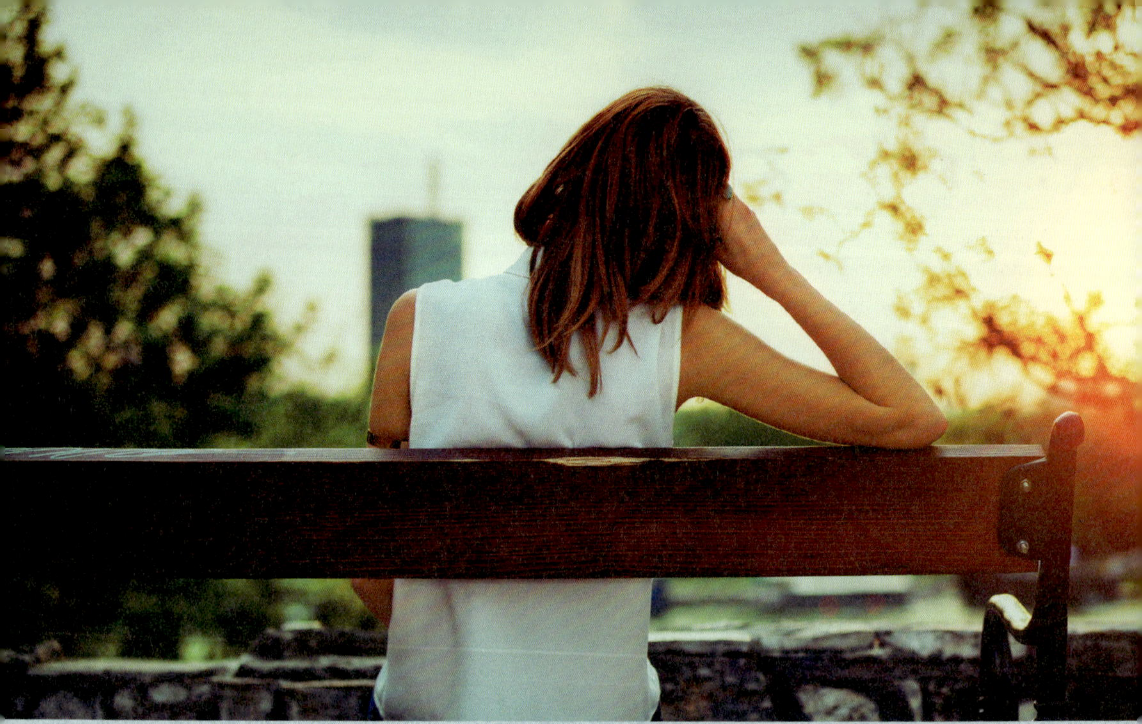

WIE ALLTAGSBESCHWERDEN UNS ZERMÜRBEN

Warum leiden immer mehr Menschen unter Alltagsbeschwerden wie etwa Verspannungen, Schlaflosigkeit, Kopfschmerzen? In vielen Fällen sind solche und ähnliche gesundheitliche Probleme der Preis für unseren Lebensstil. Heute vereinfachen Maschinen und Computer zwar viele Arbeitsabläufe und unseren Alltag, doch verlangen die modernen Technologien auch, Schritt zu halten mit immer komplexeren Anforderungen in Job und Familie. Viele Menschen sind davon überfordert, was sich in einer Vielzahl körperlicher Symptome ausdrücken kann.

Grenzen der Schulmedizin

Alltagsbeschwerden sind nicht gefährlich, beeinträchtigen aber unser Wohlbefinden. Werden sie jedoch längere Zeit ignoriert, können sie chronisch werden. Deshalb ist es

so wichtig, auch gegen diese vermeintlichen Zipperlein etwas zu tun. Doch was hilft? Schulmedizinische Behandlungen bringen häufig nichts, weil ihnen der ganzheitliche Ansatz fehlt. Körperliche Beschwerden können psychische Ursachen haben, und psychische Beschwerden können auf körperlichen Ursachen beruhen.
Viele *schulmedizinische Behandlungen* orientieren sich vor allem an den körperlichen Symptomen, statt die Ursachen der Beschwerden zu bekämpfen, zum Beispiel den allgegenwärtigen Stress. So werden Kopfschmerzen häufig mit Tabletten behandelt. **Die Ursachen** für die Kopfschmerzen sind dadurch jedoch keineswegs beseitigt. Diese können sehr vielfältig sein und liegen häufig im psychosomatischen Bereich. Auch bei Rückenschmerzen wird leider oft zu schnell zur Operation geraten. Sicher gibt es Fälle, in denen eine Operation unumgänglich ist. Zumeist jedoch spricht nichts dagegen, Rückenschmerzen mit einer sanften, nicht invasiven Methode wie Yoga zu behandeln.

Die Yoga-Hausapotheke

In der Yoga-Hausapotheke werden Ihnen Yogaübungen vorgestellt, die Linderung, Entlastung und oft sogar Heilung bringen können: bei Atembeschwerden, Bronchitis und Asthma, Erschöpfung, depressiver Stimmung und Burn-out, Bluthochdruck und zu niedrigem Blutdruck, Kopfschmerzen, Rückenschmerzen, Schlaflosigkeit und innerer Unruhe, Unterleibsbeschwerden, Verdauungsbeschwerden oder Verspannungen im Nacken und in den Schultern.
Bevor es mit den Yogaübungen losgeht, erhalten Sie wichtige Informationen über die häufigsten Alltagsbeschwerden, ihre typischen Symptome und die körperlichen und mentalen Ursachen, die ihnen zugrundeliegen. Ergänzt werden diese Fakten durch praktische Tipps, die Ihnen dabei helfen können, die Ursachen bestimmter Beschwerden im Alltag zu meiden oder ihnen entgegenzuwirken. Nicht immer haben Sie nämlich die Gelegenheit, sich zurückzuziehen, einige Yogaübungen zu machen oder zu meditieren. Sie können aber lernen zu erkennen, was Ihnen nicht guttut und welche kleinen Veränderungen zum Beispiel in der Körperhaltung und Atmung Ihre Beschwerden zu lindern vermögen.
Das Geheimnis der heilenden Wirkung von Yoga liegt aber auch in seiner regelmäßigen Anwendung. Langfristig kann Yoga Erstaunliches leisten, wenn Sie regelmäßig üben. Diese Erfahrung konnte ich sowohl in meiner eigenen Übungspraxis wie auch in meiner Lehrpraxis immer wieder machen.
Yoga hilft! Und zwar vor allem deshalb, weil in der Übungspraxis immer der Atem und der Geist mit einbezogen werden. Dadurch kann Linderung und Heilung auf allen Ebenen geschehen. »Übe, übe – und alles wird kommen!« (*Yogameister Pattabhi Jois*).

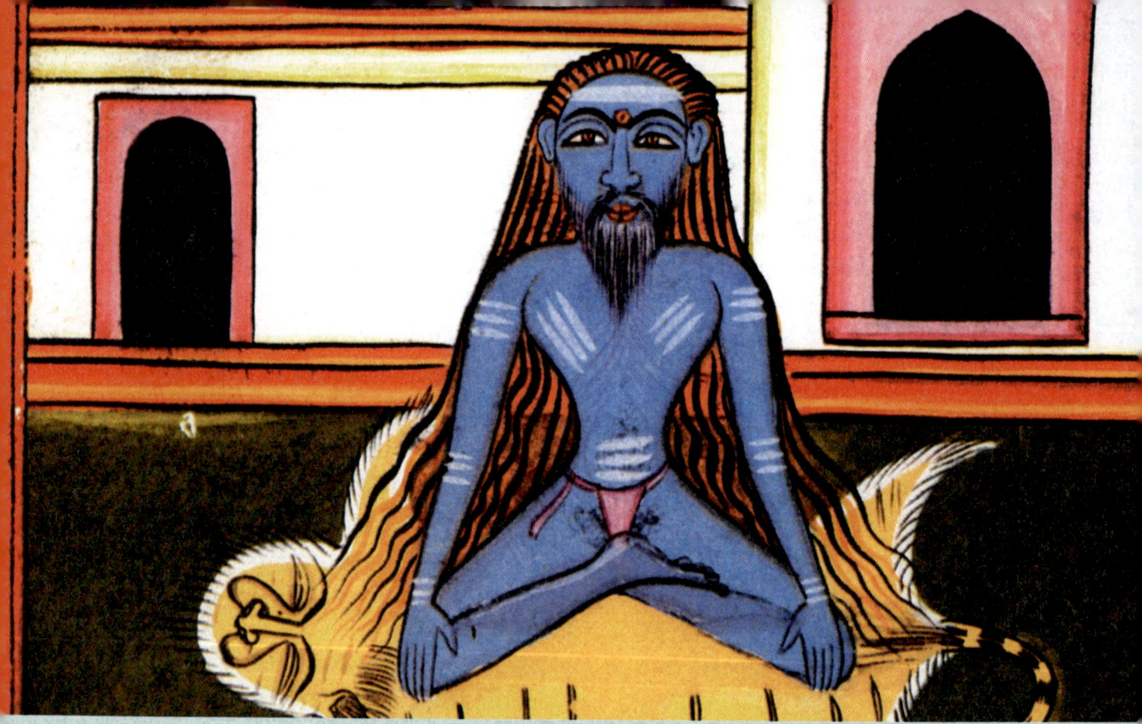

WIE YOGA WIRKT & UNS HELFEN KANN

Schon die alten Yogameister wussten von der Wirksamkeit, die eine tiefe Atmung und ein ruhiger Geist auf den Heilungsprozess haben. Auch die klassische Schulmedizin erkennt heute an, dass alles, was in Richtung Entspannung und Meditation geht, zum Abbau von Stress beiträgt. Das gilt sowohl für Atemachtsamkeit, Visualisierungen und geleitete Meditationen, also auch für die stille Meditation. Sie ist deswegen das Herzstück jeder ganzheitlichen Yogapraxis und wird heute auch in der Body-Mind-Medizin und der neueren Naturheilkunde als unverzichtbar für den Heilungsprozess angesehen.

Hatha-Yoga

Hatha-Yoga wurde ab dem 8. Jh. n. Chr. entwickelt und unterstützt die Harmonisierung des vegetativen Nervensystems. Mo-

UM DIE INNERE ACHSE SCHWINGEN

Diese schnelle Drehung, bei der die Arme entspannt um den Oberkörper herumfliegen, löst Verspannungen in den Schultern, im Brustkorb und im Zwerchfell und hilft uns, innerlich loszulassen.

- Im Stand sind Ihre Beine etwa schulterbreit geöffnet und Ihre Füße ganz leicht nach außen gedreht.
- Verbinden Sie sich mit Ihrer inneren Achse, die Ihren Körper vom Scheitel bis zur Mitte des Beckens durchzieht. Sie ist Ihre Drehachse.
- Schwingen Sie um diese Achse und lassen Sie Ihre Arme frei und entspannt um den Körper fliegen. Der Kopf geht mit in die Bewegung, die Füße bleiben fest am Boden, und der Atem fließt weiter.
- Finden Sie einen Rhythmus, der Sie unterstützt, Spannung und inneren Druck abzugeben. Lassen Sie Ihre Arme immer mehr aus den Schultergelenken herausfliegen, sodass sie sich um den Oberkörper herumwickeln und die Hände mit einem weichen, aber satten Klaps auf dem Brustkorb landen, und atmen Sie dazu laut hörbar aus (auch Schnaufen oder Seufzen tun bei dieser Übung gut!).
- Fahren Sie damit zwei bis drei Minuten fort. Lassen Sie die Bewegung dann ausschwingen, stellen Sie die Füße hüftbreit zusammen und spüren Sie nach.

Fühlen Sie sich nun gelöster und entspannter?

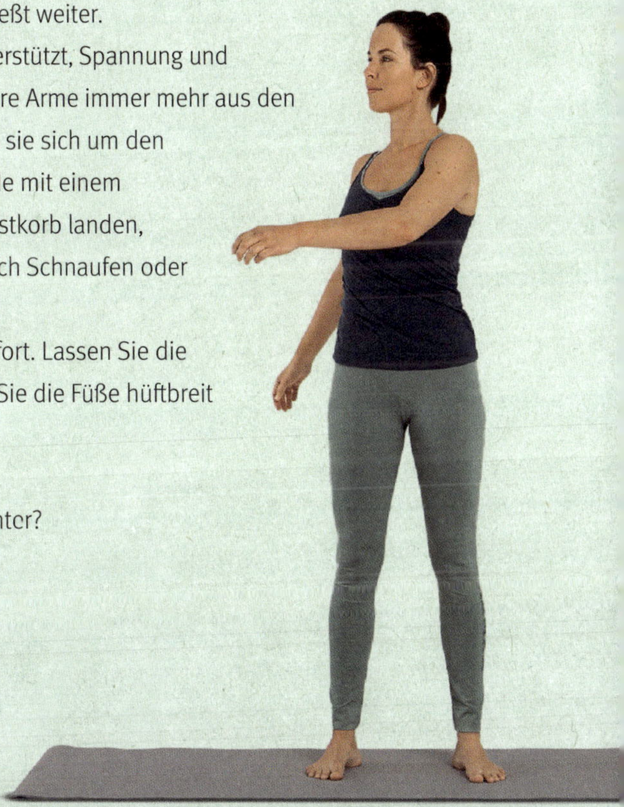

derne Hatha-Yogastile integrieren viele Formen der Körpertherapie, wie Atem- und Heilgymnastik sowie Elemente indischer Kampfkunst und ayurvedischer Therapie. Beim Hatha-Yoga steht der Körper im Zentrum, denn er wird als sichtbarer und erfahrbarer Ausdruck der geistigen und seelischen Verfassung des Menschen verstanden. Um zu beurteilen, ob ein Mensch gesund ist, beobachteten die alten Yogameister, wie »lebendig und durchströmt« ein Körper ist, also in welchem Maße die Lebensenergie – im Yoga *Prana* genannt – in ihm pulsiert. Ist der freie Fluss der Lebensenergie durch geistige und körperliche Verspannungen blockiert, sind Schmerzen und Erschöpfung die Folgen. Hatha-Yoga kennt viele Körperhaltungen, Bewegungsabläufe, Atemübungen und Meditationen, die dafür sorgen, dass die Lebensenergie wieder fließen kann. Ziel vieler Hatha-Übungen ist es daher, die Beweglichkeit der Gelenke zu fördern. Ist deren Beweglichkeit eingeschränkt, werden die feinen, inneren Kanäle (*Nadi*) blockiert, in denen die Lebensenergie zirkuliert. Dieses energetische Modell kennt man ebenfalls in der ayurvedischen Lehre und in der Traditionellen Chinesischen Medizin (wo die Kanäle *Meridiane* genannt werden und die Lebensenergie *Chi* heißt). In jeder der drei Lehren herrscht die Ansicht vor, dass durch die Blockierung der Lebensenergie alle wesentlichen Funktionen des Stoffwechsels nur (sehr) eingeschränkt funktionieren können.

Hatha-Yoga zur Gesundheitsvorsorge

Hatha-Yogaübungen sind für die Gesundheitsvorsorge oder als begleitende Therapie so hilfreich, weil jeder Mensch lernen kann, sie eigenständig zu üben. Untersuchungen von Dr. Andreas Michalsen, Professor für klinische Naturheilkunde an der Charité Berlin, zeigen, dass bereits 90 Minuten pro Woche ausreichen, um heilsame Wirkungen zu erzielen (▸ **siehe auch Interview Seite 18 f.**). Ideal ist es, wenn Sie täglich 15 bis 20 Minuten üben, denn dann werden die Wirkungen nachhaltiger, und die Besserung Ihrer Beschwerden stabilisiert sich. In manchen Fällen – wie zum Beispiel bei Rückenschmerzen, Verdauungsbeschwerden und den meisten Kreislauferkrankungen – werden Sie sogar Heilung erfahren, bei ernsteren und chronischen Beschwerden – wie beispielsweise Asthma, Migräne oder Depressionen – auf jeden Fall einen positiven Effekt und Entlastung.

Als Einweisung in die Übungspraxis reichen in der Regel einige Einzelstunden oder die wöchentliche Stunde in der Gruppe. Im Gegensatz zu vielen Medikamenten hat Yoga keine schädlichen Nebenwirkungen, zumindest dann, wenn Ihr Yogalehrer in der Lage ist, die Übungspraxis an Ihre Fähigkeiten und Ihre Befindlichkeit anzupassen. Yoga kann vor allem dann seine Wirksamkeit entfalten, wenn Sie die ganze Bandbreite des Yoga mit einbeziehen. Neben einer Ihnen angemessenen Körperarbeit und Atemübungen sollten Sie auch reflektieren, wie Sie Ihre Gedanken ausrichten und Ihr Leben führen und auch meditative Elemente in Ihre Übungspraxis mit einbeziehen.

Was heißt »Yoga machen«?

Hatha-Yoga machen heißt, einen **Übungsweg zu gehen**. Dieser Übungsweg beinhaltet neben Körperübungen (*Asanas*) und Bewegungsabläufen auch Atemübungen (*Pranayamas*), Reinigungsübungen (*Kriyas*), Konzentrationsübungen (*Dharanas*), Meditation (*Dhyana*) und vor allem eine ständige Selbsterforschung (*Svadhyaya*).
Ein zentraler Aspekt des Hatha-Yoga ist es, dass es keiner besonderen körperlichen Fähigkeiten bedarf, um »Yoga zu machen«. Eine der wichtigen Grundlagentexte des Hatha-Yoga besagt, dass jede Frau und jeder Mann diesen Yogaweg für sich wählen kann, »egal ob jung oder alt, gesund oder krank, beweglich oder eher steif«.
Jeder Praktizierende macht das, was er kann, und zwar so gut, wie es ihm eben möglich ist. Es geht weniger um Kraft oder um besondere Beweglichkeit, sondern vielmehr darum, »Stabilität, Gesundheit und Leichtigkeit der Glieder« zu entwickeln, so der Text. Selbst Menschen, die körperlich stärker beeinträchtigt sind, können »Yoga machen«, indem sie beispielsweise Atemübungen ausführen oder ihre Aufmerksamkeit auf heilsame innere Bilder (*Bhavanas*) fokussieren und dadurch den Prozess der Heilung und des Gesundwerdens unterstützen.

Selbstverantwortung lernen

Yogaübende lernen vor allem Selbstverantwortung! Wenn Sie Yoga praktizieren, übernehmen Sie einen Teil der Verantwortung für Ihr Wohlbefinden, denn während des Übens können ja nur Sie allein spüren und wissen, was jetzt angemessen für Sie ist. Dadurch wächst nicht nur Ihr Bewusstsein dafür, etwas für sich tun zu können, sondern Sie werden auch Ihr Körpergefühl und Ihre Selbstwahrnehmung entwickeln und verfeinern. Das wird Ihnen ermöglichen, schneller und genauer zu spüren, wann sich etwas in Ihnen in eine ungünstige Richtung entwickelt, zum Beispiel, weil Sie beginnen, sich zu verspannen oder innerlich Druck aufzubauen. Folglich werden Sie dann auch eher gegensteuern können, wozu oft schon ein bis zwei Übungen ausreichen. Dazu kommt, dass Sie immer, wenn Sie Yoga gemacht haben, zufrieden mit sich sein werden, weil Sie etwas gemacht haben, was Ihnen spürbar guttut. Diese Empfindung stimuliert jedes Mal das Belohnungszentrum in Ihrem Gehirn, was wiederum Ihre Motivation stärkt und stabilisiert. So wird es möglich, dass Sie durch Ihre Übungspraxis im Laufe der Zeit ein positiveres Bild von sich selbst bekommen, was sich zusätzlich förderlich auf Ihre Gesundheit auswirkt.

Yoga als Therapie

Bereits die alten Meister wussten, dass kraftvolle und dynamische Bewegungsabläufe, wie der »Sonnengruß«, gut für Kreislauf, Bindegewebe und Gelenke sind, dass Drehungen bei Verstopfungen helfen und eine Übung wie die »Kobra«, bei der man auf dem Bauch liegt und den Oberkörper hebt, die Rückenmuskeln kräftigt. Diese Wirkungen spüren Sie schon während des Übens. Yoga kann seine Wirkung noch besser entfalten, wenn Sie ein Asana bereits mit dem Bewusstsein dafür ausüben, welche Wirkung es auf Körper und Geist haben wird.
Da viele körperlichen Symptome –Verspannungen, Schmerzen, Energie- oder Kraftlosigkeit – sowohl äußerliche Ursachen (Stress, der von außen kommt) als auch innere Ursachen (Stress, den man sich selbst macht) haben, ist Yoga ein so wirkungsvolles Behandlungsmittel – weil es eben auf körperlicher und mentaler Ebene ansetzt.

Achtsamkeit üben

Achtsamkeit ist eine bewährte Methode der Stressbewältigung und somit eine Möglichkeit, die Ursache für viele Alltagsbeschwerden auszuschalten. Wer achtsam ist, nimmt bewusst wahr, was jetzt – in diesem Augenblick – geschieht, ohne dies zu werten. Achtsamkeit macht Sie präsent und aufmerksam für das, was gerade um Sie herum und in Ihnen geschieht: Vielleicht bemerken Sie, wie Sie beginnen, sich anzuspannen, die Zähne zusammenzubeißen und innerlich Druck aufzubauen, oder etwas in der Art.
Achtsames Gewahrsein – die Verbindung von Beobachtung und der Reflexion darüber – erlaubt es Ihnen, eine Situation von einer anderen Perspektive aus zu betrachten. Dieser Perspektivwechsel – vom eingebunden sein zum Beobachter sein – befähigt Sie dazu, Ihre unterschiedlichen Reaktionsmöglichkeiten zu erkennen und in Hinblick auf Ihr Wohlbefinden zu bedenken.
Wichtig ist zunächst anzuerkennen, dass die Dinge so sind, wie sie gerade sind. Dieses Anerkennen hilft Ihnen, in Ihre emotionale Mitte zu kommen und ganz bei sich zu bleiben. So wird es Ihnen möglich, selbstwirksam zu entscheiden und zu handeln. Auf diese Art und Weise können Sie zum Beispiel negative Gedanken und Handlungen, mit denen Sie sich schaden würden, erkennen und abstellen: negative Glaubenssätze, die Sie behindern, »Frustessen« und so weiter. Damit wird Achtsamkeit zu einem wesentlichen Werkzeug in der eigenen Gesundheitsvorsorge.
Yoga und Achtsamkeit sind eigentlich Synonyme, denn Yoga versteht sich selbst sowohl als Übungsweg (*Sadhana*) **in die Achtsamkeit** als auch einen **Weg der Achtsamkeit**. Alle Körper-, Atem- und Meditationsübungen des Yoga unterstützen uns darin, unsere Achtsamkeit zu schulen und sie im Laufe des Lebens immer weiter zu verfeinern.

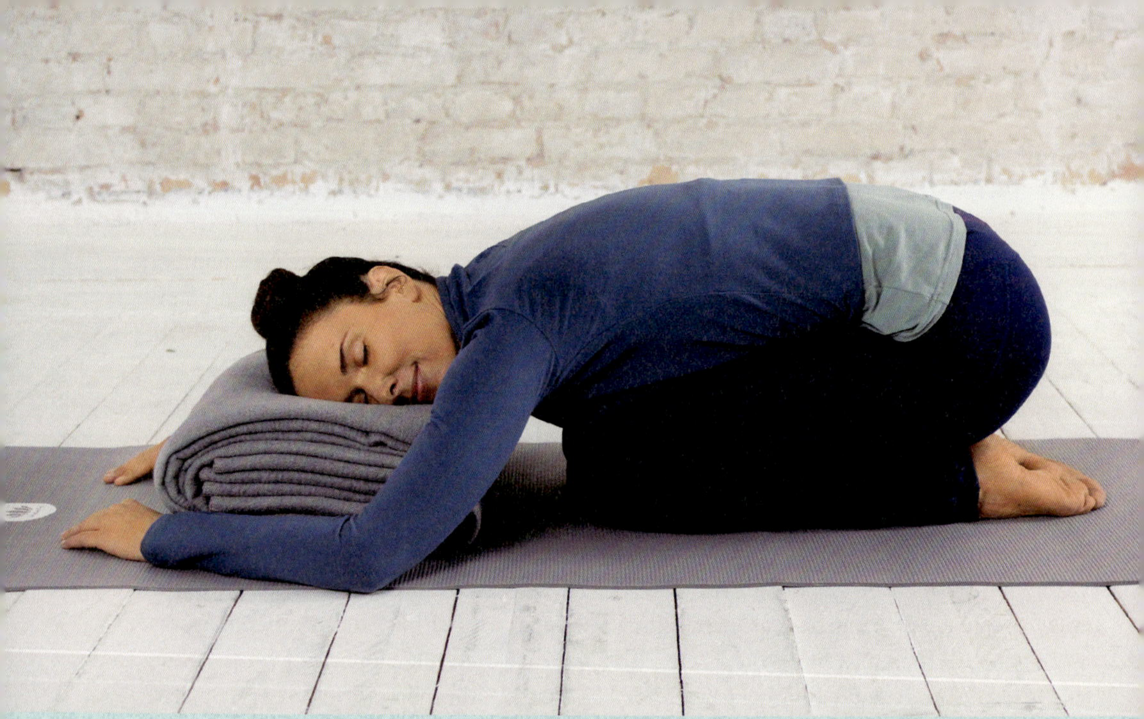

YOGA ALS MITTEL GEGEN STRESS

Dr. Michalsen beschreibt die Wirkung der Yogapraxis im Rahmen einer wissenschaftlichen Studie so: »Yoga führte zu einer ausgeprägten Absenkung des Stresslevels, die Stimmung wurde besser, Angst und Depressionen besserten sich. Aber nicht nur das: Bei vielen Probanden reduzierten sich Kopf- und Rückenschmerzen, und zwar drastisch. Bei den meisten führte bereits eine einzige [Yoga]Stunde zu einer deutlichen Absenkung der Stresshormone.« Das Geheimnis dieser Wirksamkeit wurzelt darin, dass im Yoga immer die Frage gestellt wird: »Was führt dazu, dass ich eine Situation so empfinde oder bewerte, dass sie mir Stress bereitet?« Diese Frage eröffnet Ihnen die Möglichkeit, Ihre Bewertung und damit auch das Empfinden einer Situation so zu verändern, dass Sie sie als weniger stressig erfahren. Yogatherapie schaut also nicht nur auf die

Symptome, sondern fragt vielmehr, auf der Grundlage welcher geistig-seelischen Einstellungen, Gewohnheiten und Bewertungen sie entstanden sind.

Was uns heute krank macht

Im Job wird von vielen Menschen ständige Erreichbarkeit erwartet. Wir sollen immer auf der Höhe der neusten Innovationen sein und unsere Fähigkeiten und Kompetenzen permanent an diese anpassen. Dieser Zwang zur Selbstoptimierung stresst. Es wird uns suggeriert, dass alles machbar sei, wenn man es nur wirklich will und sich geschickt genug anstellt. Doch gerade diese Erwartungshaltung ist das eigentliche Problem. Sie ist der wesentliche Auslöser von Stress, der dann entsteht, wenn wir merken, dass die Umstände oder wir selbst nicht unseren Erwartungen entsprechen und wir unsere Reaktionen auf diese Enttäuschung nicht in den Griff bekommen.

Stress ist im Prinzip nichts anderes als eine unkontrollierte Reaktion unseres gesamten Organismus. Er äußert sich in Form von Widerstand, Spannung, Belastung oder Frustration, die uns körperlich und psychisch aus dem Gleichgewicht bringen und uns – wenn wir nicht gegensteuern – in einem Zustand fehlender Harmonie halten. Wir erfahren Stress vor allem auch immer dann, wenn wir das Gefühl haben, dass wir keine Kontrolle über das Geschehen haben.

Äußere und innere Stressfaktoren

Während uns noch vor einigen Jahrzehnten vor allem äußere Stressfaktoren zu schaffen machten, wie harte körperliche Arbeit, massive Umweltverschmutzung, Infektionen und schlechte medizinische Versorgung, sind es heute vor allem innere, das heißt psychosoziale Faktoren wie ein schlechtes Betriebsklima (genannt von 46 Prozent der Befragten), hohe Eigenansprüche (43 Prozent), Freizeitstress (33 Prozent) und ständige digitale Erreichbarkeit (28 Prozent). Diese Zahlen stammen von Dr. Andreas Michalsen, der die Auswirkungen dieser Stressfaktoren täglich bei seinen Patienten beobachtet. Er hält deswegen »chronischen Stress für den gravierendsten Risikofaktor des 21. Jahrhunderts«.

Anatomie der Stressresistenz

Die gute Nachricht für Ihre Gesundheit ist: Wenn Sie wissen, wann Stress Sie krank macht, können Sie ihm etwas entgegensetzen. Die Ergebnisse der Forschung auf dem Gebiet der Psychoneuroimmunologie legen nahe, dass **das eigene Stresserleben** ganz entscheidend daran beteiligt ist, wie es Ihnen geht: ob gesundheitliche Beschwerden auftreten, ob Sie krank werden (und wenn ja, wie lange und wie schwer), ob Sie weitgehend gesund bleiben beziehungsweise ob sich Beschwerden abschwächen und sogar verschwinden.

Psychoneuroimmunologie

Der Begriff Psychoneuroimmunologie weist darauf hin, in welcher Reihenfolge das Schädigende (und Förderliche) entsteht. **Am Anfang steht immer die Psyche**, also Geist und Gemüt. Hier entstehen auf Basis unserer Prägungen, Erlebnisse und vor allem unserer Meinungen und Ansichten unsere Bewertungen einer Situation. In Ihrer Psyche entscheidet sich also, ob Sie eine Situation als belastend, überfordernd, krank machend oder aber als herausfordernd, spannend und anregend erfahren. Bereits in der Kindheit werden die Weichen gestellt: ob man sich zu einem Menschen entwickelt, den Stress bedrückt oder zu einem, der stressresistent ist. Wie ein Mensch psychisch auf eine Situation reagiert, wirkt sich unmittelbar auf sein vegetatives Nervensystem aus. Sobald Sie etwas als Überforderung, Unverschämtheit

INFO

WANN STRESS KRANK MACHT

Die folgenden Faktoren entscheiden darüber, ob Stress krank macht oder ob Sie ihn »wegstecken« können:

Hält das, was Sie stresst, dauernd an, oder ist ein Ende absehbar und Sie wissen, dass Sie anschließend Zeit finden werden, sich zu erholen?

Wie intensiv erfahren und bewerten Sie die stressige Situation/den stressigen Zustand? (Studien belegen, dass dann, wenn man glaubt, dass Stress einen krank macht, er das tatsächlich tut und sogar die Lebensdauer deutlich verkürzen kann!)

Empfinden Sie sich oft als Opfer der stressigen Situation, haben Sie also das Gefühl, das Geschehen nicht kontrollieren zu können, dann ist der Stress gesundheitsschädlich. In dem Maße, in dem Sie Gegenmittel, sogenannte Stressantworten, kennen und anwenden, können Sie sich an schwierige Situationen anpassen und ihnen etwas entgegensetzen, etwa indem Sie etwas als spannende Herausforderung deklarieren und nicht als schlimme Stresserfahrung. Dadurch sind Sie in der Lage, Stressregulation und schließlich ein funktionierendes Stressmanagement zu entwickeln, das sogar gesundheitsfördernd ist.

Haben Sie das Gefühl, dass sich Ihr Leben in einer unentrinnbaren Tretmühle abspielt, oder erleben Sie Stress als sinnvoll, weil Sie eine Aufgabe und die damit verbundene Belastung als zielführend erfahren?

oder Enttäuschung erfahren, springt der Sympathikus an. Das ist der Ast des vegetativen Nervensystems, der auf jede Form von Herausforderung, Stress, Bedrohung und Gefahr blitzschnell reagiert. So versetzt er unseren Körper in die Lage zu fliehen, zu kämpfen oder sich tot zu stellen. **Deshalb steht Neuro (Nerven) an zweiter Stelle.** Studien der Psychoneuroimmunologie konnten nachweisen, dass jede Stressreaktion im Körper Entzündungen forciert, die das Immunsystem aktivieren. **Deshalb steht die Immunologie an dritter Stelle.**

Parasympathikus

Klingt der Stress wieder ab oder hat man das Gefühl, mit ihm klarzukommen, beruhigt sich unser Gehirn und der Parasympathikus, der Ast des vegetativen Nervensystems, der zuständig ist für Erholung und Regeneration, übernimmt wieder die Herrschaft über den ganzen Organismus.

Wenn man jedoch im Stresserleben hängen bleibt, halten auch die Entzündungsreaktionen an. Das führt dazu, dass sich die Aktivität der körpereigenen Abwehrzellen reduziert, wodurch das Immunsystem geschwächt wird. Somit sind natürlich allen Krankheiten Tür und Tor geöffnet, bei denen Keime eine Rolle spielen. Außerdem schädigen diese chronischen Entzündungen nachhaltig Binde- und Stützgewebe, Gefäße, die Organe und das Gehirn. Die Folge sind Rückenschmerzen, Bluthochdruck, Verdauungsbeschwerden, Schlaflosigkeit und Depressionen – also das ganze Spektrum an Zivilisationskrankheiten, die sich heute in fast epidemischem Ausmaß verbreiten.

Diese gesundheitsschädigenden Kreisläufe lassen sich jedoch durchbrechen. Sie ahnen sicher bereits, dass die Umstimmung hin zu einem entspannten Nervensystem und einem Körper, der belastbarer und gesünder ist, nur vom Kopf her geschehen kann. Zahlreiche neurowissenschaftliche Forschungsarbeiten der letzten Jahrzehnte haben den Nachweis erbracht, dass unser Gehirn bis ins Alter formbar ist. Das bedeutet, dass wir (fast) lebenslang lernen können, eine ungünstige – weil Beschwerden hervorrufende – innere Einstellung beziehungsweise krank machende Gewohnheiten in günstigere und heilsamere zu verwandeln. Wir können lernen, Stress, Beschwerden und Krankheiten anders zu bewerten, und dadurch aktiv an unserer Heilung arbeiten: indem das Heilsame anstelle des Schädigenden in der Struktur unseres Gehirns verankert wird. Das geschieht vor allem, wenn Sie Methoden erlernen, die es Ihnen erlauben, Stress zu reduzieren, weil Sie ihm gezielt entgegenwirken. In dieser Hinsicht ist Yoga seit Jahrhunderten erprobt und bewährt. Aufgrund umfangreicher klinischer Forschungen ist inzwischen sogar der wissenschaftliche Nachweis erbracht, dass Yoga in vielerlei Hinsicht Sport und Physiotherapie deutlich überlegen ist.

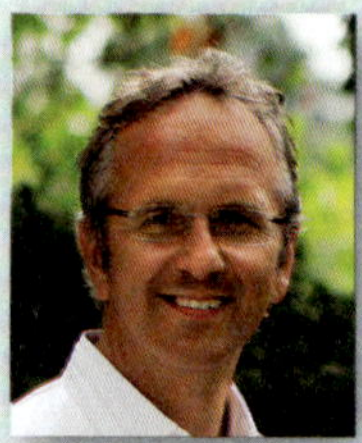

DR. ANDREAS MICHALSEN
über die Heilsamkeit von Yoga

Der Chefarzt der Abteilung Naturheilkunde im Immanuel Krankenhaus Berlin und Professor an der Charité Berlin setzt bei Alltagsbeschwerden auf die heilende Wirkung von Yoga.

Herr Dr. Michalsen, Sie sagen, dass ganz viele der heute bedeutenden Naturheilmethoden ihren Ursprung in Yoga, Meditation und Ayurveda haben. Warum ist das so, und bei welchen Beschwerden beispielsweise sind welche Anwendungen besonders wirksam?

Ayurveda und Yoga sind unter den traditionellen Philosophien und Heilsystemen diejenigen, die weltweit den umfangreichsten, präzisesten und am besten tradierten Wissensschatz vorweisen. Dies bedingt eine hohe Qualität dieser Methoden. Zum anderen sind die Techniken und Disziplinen wie Meditation, Körper- und Atemübungen, Ernährung und Heilpflanzenanwendung gerade nach heutigem wissenschaftlichem Kenntnisstand sehr wirksame Verfahren und insbesondere bei der Behandlung der chronischen zivilisationsbedingten Erkrankungen, den modernen Geißeln der Menschheit, sehr hilfreich.

Sie bezeichnen in Ihrem Buch *Heilen mit der Kraft der Natur* Stress [als] den gravierendsten Risikofaktor für die Gesundheit. Wie kann Ihrer Ansicht nach Yoga dazu beitragen, dem Stresserleben gegenzusteuern? Wie müsste eine Yogapraxis beschaffen sein, damit sie als eine deutliche – und am besten auch noch nachhaltige – Stressantwort *(coping)* wirksam werden kann?

Yoga ist äußerst wirksam gegen pathologischen Stress, den sogenannten Dysstress. Eine Yogapraxis, die hier nachweislich gegensteuert, sollte auch die Achtsamkeit in den Übungen stark fokussieren, damit kein

Stress erzeugender Leistungsgedanke in die Übungsabfolgen einfließt. Zum anderen sind Meditation und Pranayama wichtige Techniken, die ergänzend gegen Stress eingesetzt werden können. Für den Alltag ist es ganz entscheidend, dass die Menschen dazu befähigt werden, gewisse Übungsfolgen regelmäßig selbstständig zu Hause und in Stresssituationen durchführen können.

Gibt es Ihres Wissens eine Form der Übungspraxis, die nachweislich besonders gesundheitsfördernd ist? Welche Elemente sollte sie unbedingt enthalten?

Eine Übungspraxis, die maximal gesundheitsfördernd ist, sollte jeden auf seinem Niveau »abholen«, dann aber konsequent eine durchaus anspruchsvolle Entwicklung und Übung ermöglichen und anregen. Dabei sollte aber auch die Sicherheit mit beachtet werden. Das bedeutet, dass es genauso wichtig ist, dass keine Verletzungen oder langfristigen körperlichen Probleme durch die Praxis entstehen.

Sollte Ihrer Ansicht nach eine Yogapraxis immer auch Pranayama und Meditation umfassen? Wenn ja, warum?

Der philosophische und methodische Aufbau dieser jahrhundertealten Lehre, wie beispielsweise im achtgliedrigen Pfad, ist ein wesentlicher Kern des Yoga. Die eigentliche Zielsetzung würde doch vernachlässigt, wenn nur Asanas geübt werden. Genauso bin ich für die stärkere Berücksichtigung der ethischen Grundsätze des Yoga, von Selbstkontrolle *(Yama)* und Einschränkung *(Niyama)*. Aber auch medizinisch und wissenschaftlich ist eine Berücksichtigung von Meditation und Pranayama sinnvoll, da dadurch zahlreiche therapeutische Synergie-Effekte möglich werden.

Gerade beim Erlernen der von Ihnen bezüglich der Heilwirkungen so hochgeschätzten Meditation ist die Abbrecherquote unter den Lernenden besonders hoch. Haben Sie Tipps, wie man es schaffen könnte dranzubleiben?

Ich empfehle grundsätzlich einen niederschwelligen Ansatz: Anfänger sollten zunächst nur wenige Minuten meditieren und sich erst peu à peu steigern. Zudem empfehle ich eine vielseitige Heranführung an die Konzentration und meditative Tiefe, etwa durch Bodyscan und Atemübungen.
Auch Mantras sind hilfreich. In der Praxis kann es für Menschen, die stressbedingt Probleme haben, die Stille zu praktizieren, sehr hilfreich sein, vor dem Meditieren Sport zu machen und zum Beispiel zu joggen, um das Adrenalin erst mal abzubauen.

Herr Dr. Michalsen haben Sie vielen Dank für Ihre erhellenden Antworten.

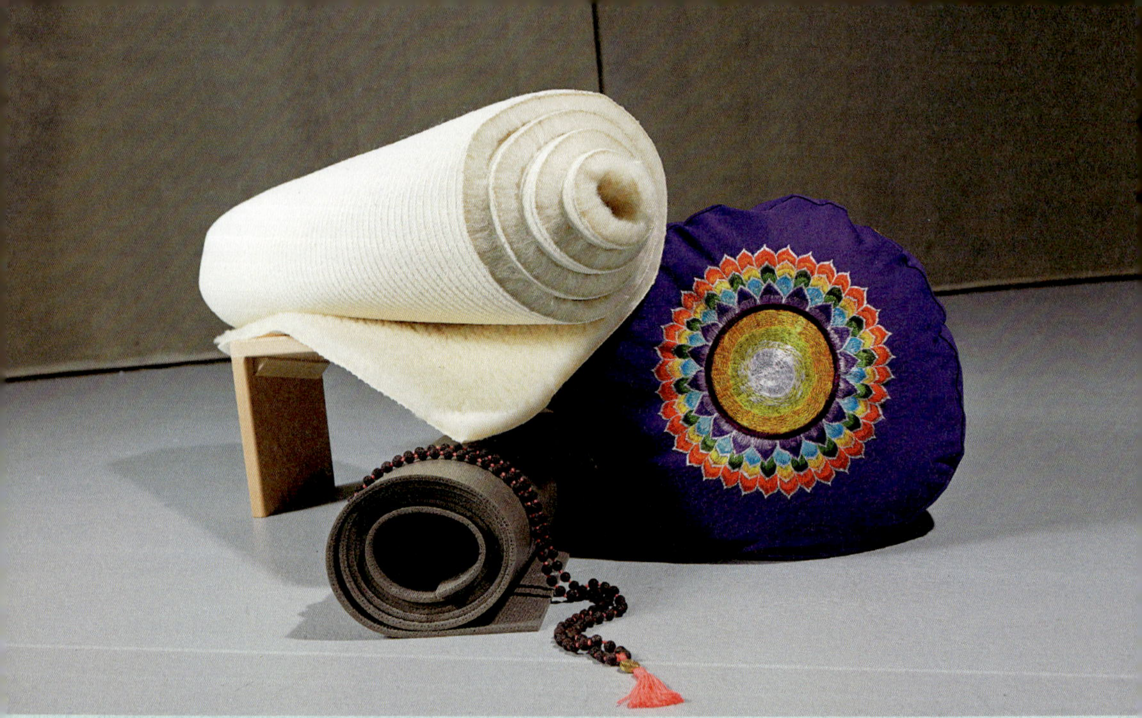

TIPPS FÜR IHRE ÜBUNGSPRAXIS

Tragen Sie beim Üben bequeme Kleidung und eventuell wärmende Socken. Als Unterlage dient eine dünne, rutschfeste Yogamatte. Ideal ist Bioqualität, da andere Matten oft unangenehm ausdünsten. Für die gestützte Rückbeuge benötigen Sie eine schwere Wolldecke, die Sie zu einer stabilen Rolle zusammenrollen können. Für die Übungen im Sitzen sind Meditationskissen oder -bänkchen geeignet. Entscheiden Sie sich für ein Bänkchen, wenn Sie Knieprobleme haben oder unter Krampfadern leiden. Für die Entspannungsübungen sind ein Kissen und eine leichte Decke perfekt.

Yoga üben – jeden Tag

Das tägliche Üben gleicher Bewegungsabläufe und Haltungen hat einen Effekt, der sich bereits nach kürzerer Zeit zeigen kann.

Geduld und Beständigkeit sind essenziell für die heilende Wirkung von Yoga.
Wenn Sie täglich üben wollen, doch immer etwas dazwischenkommt, so lassen Sie sich nicht entmutigen: Starten Sie immer wieder neu. Die beste Zeit ist immer dann, wenn Sie 15 bis 20 Minuten ungestört sein können. Für viele Menschen ist der Morgen vor dem Frühstück ideal. Auch die Yogis favorisieren seit jeher diese Tageszeit, weil man ausgeruht und noch nüchtern ist und nichts den Organismus und den Geist belastet.
Vielleicht haben Sie nur in der Mittagspause Zeit – dann machen Sie Entspannungsübungen statt Kaffeepause! Das abendliche Üben kann dem Feierabend eine völlig neue Qualität geben. Sorgen Sie dafür, dass die Menschen in Ihrem Umfeld wissen, dass Sie sich eine kurze Auszeit nehmen. Stellen Sie Ihr Handy ab und ziehen Sie sich zurück.
Seit Ihrer letzten größeren Mahlzeit sollten mindestens drei Stunden vergangen sein. Trinken Sie unmittelbar vor dem Üben keine größeren Mengen Flüssigkeit, im Anschluss an die Übungspraxis dagegen ist es günstig, viel heißes Wasser zu trinken, um den Detox-Effekt der Bewegungen und der Intensivierung der Atmung zu unterstützen.

INFO

WANN YOGA AUSFALLEN SOLLTE

Legen Sie eine Yogapause ein, wenn Sie einen akuten Infekt, etwa eine Grippe, oder starke Schmerzen haben, zum Beispiel während eines Migräneanfalls, sowie bei Schwindel oder Übelkeit.
Fragen Sie im Zweifel immer Ihren Arzt oder einen Yogalehrenden, der auch therapeutisch arbeitet.
Frauen sollten ausprobieren, wie sie das Üben während der Periode vertragen. Das gilt auch für die ersten drei Monate der Schwangerschaft. Horchen Sie sorgsam in Ihren Körper hinein und nehmen Sie seine Signale und Reaktionen ernst. Seien Sie achtsam, liebevoll und fürsorglich mit sich selbst.
Viele Menschen neigen dazu, viel zu viel von sich zu verlangen und so über ihre Grenzen hinauszugehen. Sie verwechseln Rücksicht sich selbst gegenüber mit Schwäche!
Die Yogameister raten, dass Sie jedes Mal aufs Neue bestimmen, wie intensiv und wie lange Ihre Übungspraxis ausfallen sollte und wo und wann Sie Schonung brauchen. Ihr Körpergefühl und die Frage, ob Ihr Atem frei zu fließen vermag, weisen Ihnen dabei sicher den Weg.

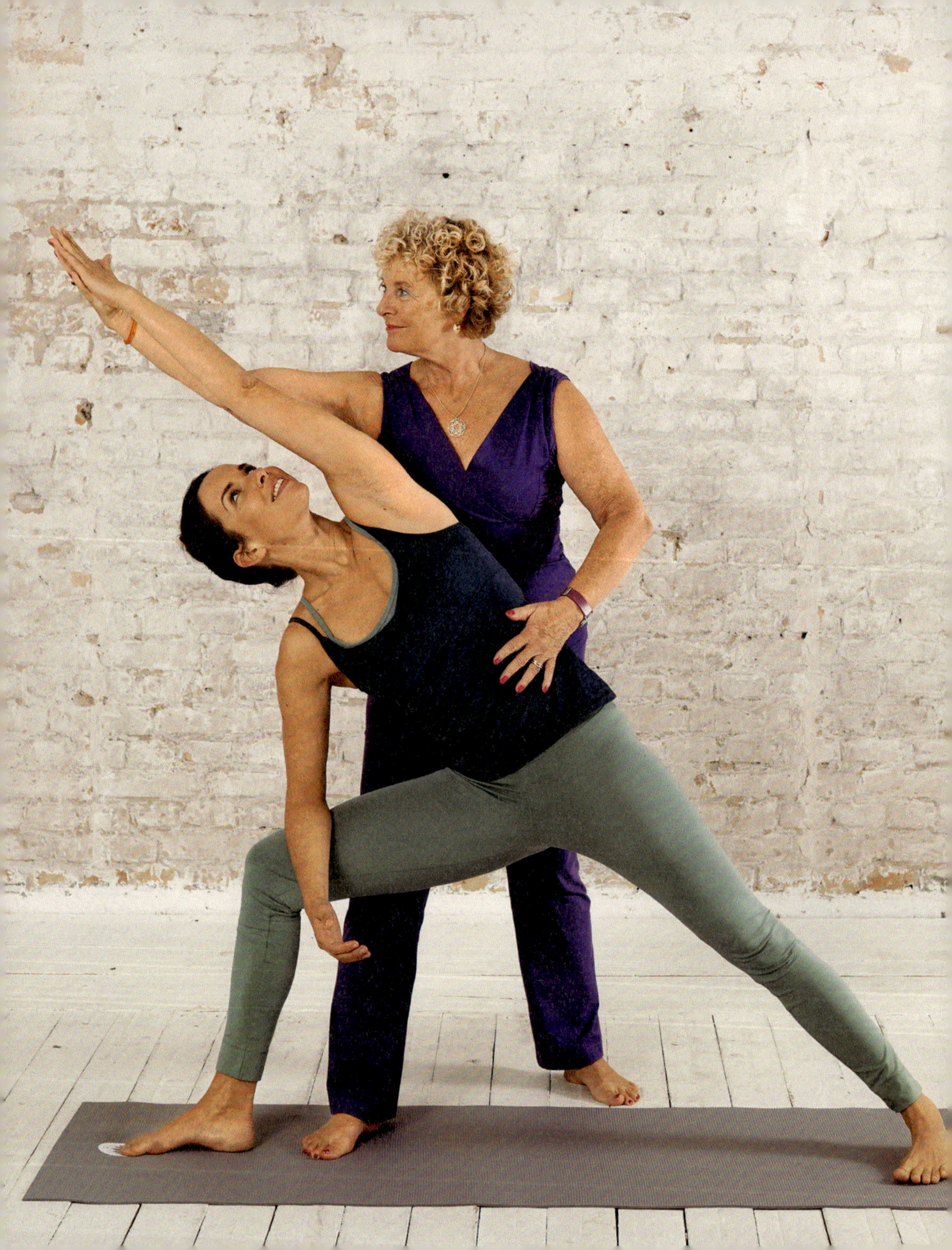

YOGA HILFT!

BEREITS NACH DER ERSTEN YOGAPRAXIS WERDEN SIE SPÜREN, WIE WIRKSAM DIE ALTE INDISCHE WEISHEITSLEHRE IST. YOGA UNTERSTÜTZT DIE HEILUNG VON KÖRPER, GEIST UND SEELE.

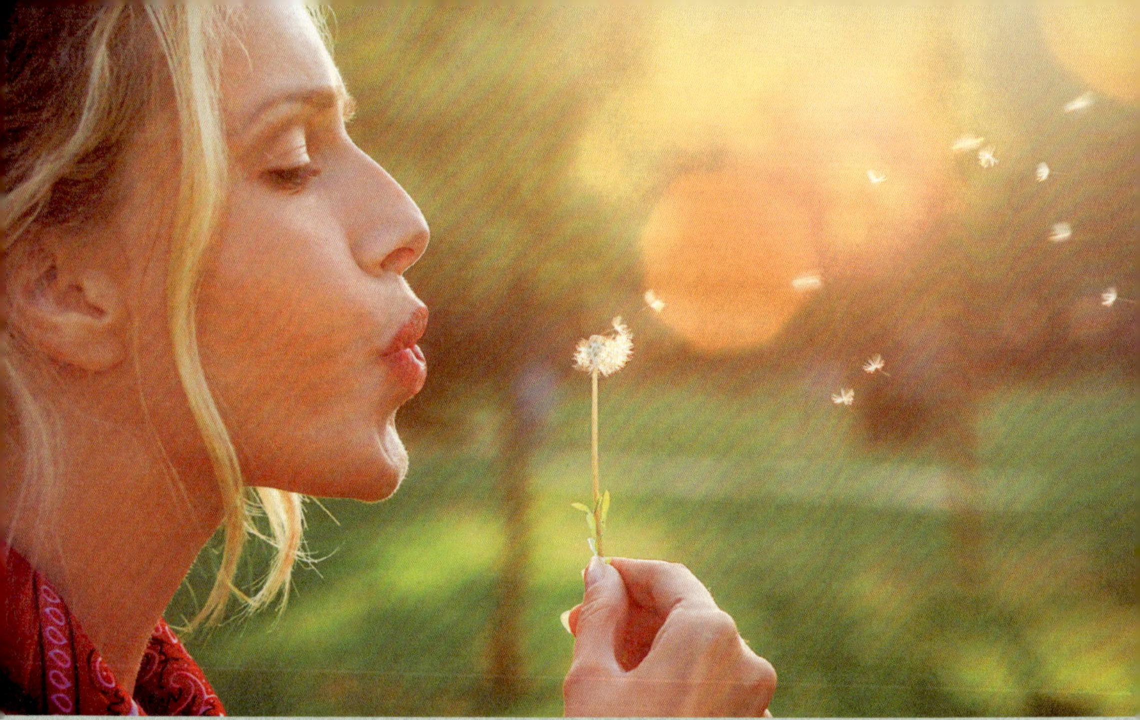

ATEMBESCHWERDEN, BRONCHITIS & ASTHMA

Atembeschwerden, Bronchitis und (allergisches) Asthma sind in unseren Breiten auf dem Vormarsch. Wie bei vielen der häufigsten Alltagsbeschwerden sind auch hier die Hauptursachen Bewegungsmangel und Stress! Oft ist unser Leben so anstrengend, dass wir vor lauter Konzentration sogar zu atmen vergessen oder unser Atem unregelmäßig und flach wird. Das kommt daher, weil vermittelt über das vegetative Nervensystem unsere geistige und emotionale Verfassung unmittelbar auf unseren Atem einwirkt. Durch Yoga lernen wir, unseren Atem zu entspannen und wieder durchzuatmen.

Typische Symptome

Atembeschwerden kommen und gehen mit unseren alltäglichen Belastungen. Wenn wir uns nie Zeit nehmen, »zu Luft zu kommen«, wächst die Anfälligkeit für Bronchialerkrankungen und bei Dauerstress für Asthma.

Atembeschwerden

Wenn Sie wenig laufen und sich kaum körperlich anstrengen, dann wissen Sie unter Umständen gar nicht, dass Sie Atembeschwerden haben. Diese treten aber sofort zutage, wenn Sie körperlich gefordert werden: Treppen steigen, einen kurzen Sprint hinlegen, um die Bahn zu erreichen, oder die erste Yogastunde nach langer Pause absolvieren. Wenn dann der Atem nicht auszureichen scheint, nicht tief genug ist und Ihren Körper nicht ausreichend mit Sauerstoff versorgt, ist das ein Anzeichen. Symptome sind Kurzatmigkeit, »schnell aus der Puste sein« oder auch ein Engegefühl in der Brust. Wer unter solchen Atembeschwerden leidet und versucht, bewusst tief zu atmen, wird eine Art Blockierung der Atmung spüren, manchmal sogar einen Schmerz.

Bronchitis

Jeden Winter erkranken mehr Menschen an Bronchitis, zumeist infolge eines harmlosen Schnupfens, die oft mehrere Wochen dauert. Diese Entzündung der Atemwege (Bronchien) wird ausgelöst von Bakterien, die sich auf den Schnupfen »draufsetzen«. Symptome sind krampfartige Hustenanfälle mit zähem Auswurf, die an Keuchhusten oder Asthmaanfälle erinnern und enorm erschöpfend sein können.

Asthma

Die meisten Asthma-Erkrankungen sind allergisch bedingt. Asthma zeigt sich zunächst durch immer wiederkehrende Anfälle von Reizhusten und die zunehmende Mühe, entspannt und tief auszuatmen.
In schweren Fällen entsteht ein charakteristisches pfeifendes Geräusch, das »Giemen«. Es zeigt, dass die Atemwege verkrampft sind, was als große Atemnot erfahren wird. Ein typisches Anzeichen für Asthmatiker ist, dass das Atmen dadurch erleichtert wird, dass sie sich vorbeugen, mit den Händen abstützen und die Schultern hochziehen.

Körperliche und mentale Ursachen

Kaum etwas ist in unserem Organismus ist so unmittelbar aufeinander bezogen wie unsere geistige und emotionale Befindlichkeit und unser Atem.

Atembeschwerden

Wer sitzt und konzentriert arbeitet, ist mental angespannt, und diese Anspannung wirkt sich unter Umständen auch auf die Muskulatur aus: zwischen den Augenbrauen, im Mund- und Rachenraum, an den Kiefergelenken, im Nacken, an den Schultern, zwischen den Rippen und zwischen Brustkorb und Bauchraum. Dort sitzt unser Hauptatemmuskel: das Zwerchfell (Diaphragma). Je intensiver wir Druck und Stress erleben, desto stärker verspannen sich die Atemmuskeln, bis uns der Stress förmlich die »Luft abschnürt«. Dazu kommt oft noch eine angespannte bis verkrampfte Körperhaltung, die die Atemräume in Brustkorb und Bauch blockiert. Manchmal gibt es auch noch andere psychische Ursachen für Atemverspannungen. Unser Atem ist über das Nervensystem sehr eng mit unseren Gefühlen verknüpft. Wenn wir Angst haben, von starken oder beunruhigenden Emotionen überflutet zu werden, dann atmen wir instinktiv ganz flach.

Bronchitis

Die Wahrscheinlichkeit, dass eine Erkältung eine Bronchitis nach sich zieht, hat es schon immer gegeben, doch die schweren Verläufe nehmen zu. Das liegt auch an der deutlich gestiegenen Stressbelastung. Zunächst wird das Immunsystem bei Stress zwar aktiviert. Nimmt das Stressniveau jedoch nicht ab, sondern bleibt dauerhaft erhöht, schwächt das die Zellen unseres Immunsystems, die zur Abwehr hartnäckiger Keime gebraucht werden. Die Ausheilung einer solchen Bronchitis wird dann noch zusätzlich dadurch behindert, dass der Husten selbst äußerst erschöpfend ist und die lange Krankheitsdauer die Betroffenen enorm stresst.

Asthma

Die Ursachen für Asthma sind äußerst vielfältig und oft nicht eindeutig zu bestimmen. Es gibt jedoch eine Reihe von Risikofaktoren, wie die (erblich bedingte) Neigung zu allergischen Erkrankungen, häufiger Kontakt mit schädigenden Substanzen wie Abgasen, Staub oder Rauch und Stress. Durch wissenschaftliche Untersuchungen ließ sich nachweisen, dass einige Gehirnregionen, die zuständig sind für die Steuerung von Emotionen und entzündliche Reaktionen bei Asthmatikern, besonders bei emotional belastenden Stresssituationen überreagieren, sodass ihnen im wahrsten Sinne des Wortes »die Luft wegbleibt«.
Häufig wird ein asthmatischer Anfall durch Kontakt mit Pollen oder Tierhaaren ausgelöst. Dem liegt oft eine grundsätzliche Schwächung des Immunsystems durch übertriebene Hygiene oder Fehlernährung – beispielsweise durch zu viel Fast Food oder eine ballaststoffarme Ernährung – mit einer Veränderung der Darmflora zugrunde.
Im Gegensatz zu Atembeschwerden und Bronchitis kann Yoga im Fall einer chronischen schweren Asthmaerkrankung immer nur eine begleitende Therapie sein mit einem Fokus auf einer Übungspraxis, die hilft, nachhaltig Stress zu reduzieren.

Was Sie im Alltag tun können

Reduzieren Sie jeglichen Stress auf allen Ebenen. Alles, was Sie abschalten und entspannen lässt, ist gut bei und gegen Atemwegserkrankungen. Da unsere Atemwege große Kontaktflächen zur Außenwelt darstellen, sollten Sie, vor allem wenn Ihr Immunsystem durch Stress ständig überfordert ist, auch an allergische Reaktionen denken, die immer häufiger auftreten.

- Reduzieren Sie so weit wie nur irgend möglich den Kontakt zu allem, worauf Ihre Atemwege allergisch reagieren könnten. Dazu gehören (Tabak-)Rauch, Staub, Pollen, eventuell bestimmte Tierhaare, aber z. B. auch Sprays (wie Duftsprays, Deos und so weiter), Luftverbesserer und Räucherstäbchen.
- Bedenken Sie, dass Ihre Atembeschwerden auch eventuell etwas mit einer Histamin-Intoleranz zu tun haben könnten. Beobachten Sie genau, ob Engegefühle, Husten oder sogar Asthmaanfälle auftreten, wenn Sie bestimmte Nahrungsmittel (wie Geräuchertes, Hartkäse, Fisch, Meeresfrüchte) oder Getränke (vor allem Wein) zu sich genommen haben.
- Gehen Sie so oft wie möglich an die frische Luft, also in einen Park, einen Garten oder – idealerweise – in den Wald. Das Moos, das den Waldboden vielerorts bedeckt, filtert besonders wirkungsvoll Staub und Feinstaub aus der Luft.
- Machen Sie regelmäßig ein moderates Ausdauertraining wie zum Beispiel flottes Spazierengehen, Radfahren oder Schwimmen, sodass Sie gerade ein bisschen außer Atem kommen. Das trainiert die Atemmuskeln und hält sie elastisch.

AUS ANNAS ERFAHRUNGSSCHATZ

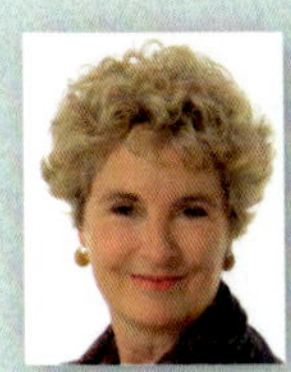

DAMIT SIE BESSER DURCHATMEN

- Üben Sie regelmäßig die hier angegebenen Reinigungsatemübungen des Yoga, die die Ausatmung unterstützen. Sie lösen Staub, Pollen und andere Partikel von den Schleimhäuten und helfen, die Atemwege gut zu durchbluten. Gleichzeitig bauen sie Stress ab.
- Praktizieren Sie mehrmals am Tag ganz einfache Atemübungen wie etwa: Einatmen – Arme heben, Ausatmen – Arme senken. Das bringt schon viel.
- Machen Sie immer mal wieder die reinigende Atmung (Kapalabhati) (▶ **siehe Seite 34 f.**). Die schnelle Bewegung von Bauchdecke und Zwerchfell löst Verspannungen und Schleim an der Lungenbasis, stärkt die Bauchdecke und hält die Atemwege elastisch. Versuchen Sie die Übungszeit allmählich auf mehrere Minuten auszudehnen.

ENTSPANNUNG DES BRUSTKORBS UND REINIGUNG DER LUNGEN

Es gibt wunderbare Yogaübungen, mit deren Hilfe Sie Anspannungen im Bereich des Brustkorbs lösen und gleichzeitig die Lungen reinigen können.

UM DIE INNERE ACHSE SCHWINGEN (KLOPFMASSAGE DES BRUSTKORBS)

Die Drehung und die Klopfmassage lösen selbst tief sitzende Verspannungen im Brustkorb, in den Lungen und im Zwerchfell und lockern sogar zähen Schleim.

- Kommen Sie in den Stand. Die Beine sind etwa schulterbreit geöffnet, die Füße ganz leicht nach außen gedreht.
- Stellen Sie sich eine innere Achse vor, die Ihren Körper vom Scheitel bis zur Mitte des Beckens durchzieht. Das ist die Drehachse. Verbinden Sie sich mit ihr.
- 1 Schwingen Sie um diese Achse und lassen Sie Ihre Arme frei und entspannt um Ihren Körper fliegen. Der Kopf geht mit in die Bewegung, die Füße bleiben fest am Boden, und der Atem fließt weiter.
- Lassen Sie die Schulter- und Ellbogengelenke ganz locker, sodass sie sich Ihre Arme nahezu um den Oberkörper wickeln und die Hände mit einem weichen, aber satten Klaps auf dem Brustkorb landen. Versuchen Sie dabei möglichst viele

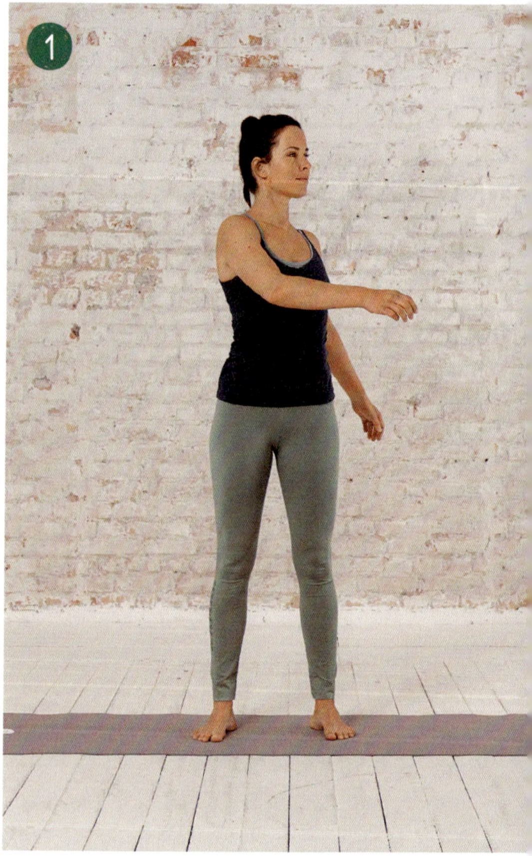

INFO

HUSTEN TUT GUT

Diese Übungen lösen unter Umständen einen Hustenreiz aus. Lassen Sie ihn zu und husten Sie alles ab, was Sie einengt und beschwert.

Stellen Ihres Brustkorbs – auch das Dekolleté – zu erreichen.

- Fahren Sie damit 2 bis 3 Minuten fort. Lassen Sie die Bewegung dann ausschwingen, stellen Sie die Füße hüftbreit zusammen und spüren Sie nach. Fühlen Sie die Belebung im Brustkorb? Konnte Ihr Atem weiter und freier werden?

BELASTENDES WEGPUSTEN

Diese Reinigungsatmung mobilisiert den Brustkorb und hilft, Schleim aus den Lungen und Bronchien zu lösen.

- Kommen Sie in den Stand. Die Beine sind etwa schulterbreit geöffnet, die Füße ganz leicht nach außen gedreht.
- Schwingen Sie Ihre Arme einige Male locker vor Ihrem Körper herum.
- (2) Anschließend schwingen Sie Ihre Arme einatmend zu der einen Seite und ausatmend mit einem energischen »huit« zu der anderen Seite.
- Schauen Sie Ihren Händen hinterher und stellen Sie sich vor, wie Sie alles Belastende wegpusten – also alle Allergene, Verschleimung, Engegefühle, Mikroben oder was Ihnen sonst so einfällt.
- Wiederholen Sie diese kraftvolle Übung 10- bis 12-mal. Atmen Sie jedes Mal auf derselben Seite ein und aus.
- Spüren Sie anschließend nach. Wie frei können Sie jetzt durchatmen?

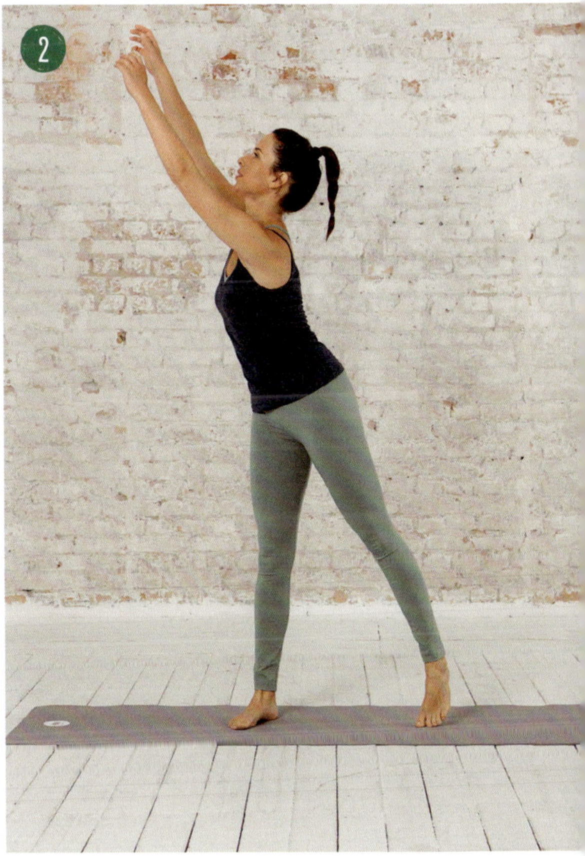

HA-ATMUNG

Diese Reinigungsatmung entlastet die Lungen, befreit sie von Schleim und regt eine tiefe Atmung an.

- Kommen Sie in den Stand. Die Füße stehen hüftbreit und parallel zueinander.
- 1 Falten Sie die Hände und heben Sie einatmend die Arme.
- 2 Lassen Sie die Arme nach unten schwingen, zwischen den Beinen hindurch, und beugen Sie diese leicht an.
- Atmen Sie kraftvoll aus, wenn Sie mögen mit einem »Ho« oder »Ha«, und schwingen Sie einatmend wieder hoch und heben Sie die Arme. Lassen Sie sich dabei vom Schwung der Arme und aus der Kraft der Beine wiederaufrichten.

INFO

RÜCKENSCHONEND ÜBEN

Beugen Sie bei dieser schnellen Vorbeuge immer die Beine genügend an, um den Rücken zu schützen!

- Fahren Sie in Ihrem Atemrhythmus 1 bis 2 Minuten mit der Bewegung fort und lassen Sie mit jedem Ausatmen, jedem »Ho« oder »Ha« das los, was Sie einengt und Ihre Lungen belastet.
- Spüren Sie anschließend nach. Wie fühlt sich Ihr Brustraum nun an? Und wie weit und frei ist Ihr Atem?

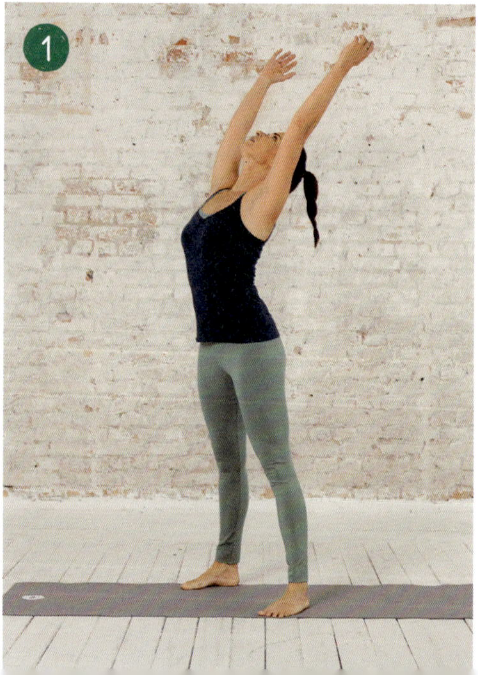

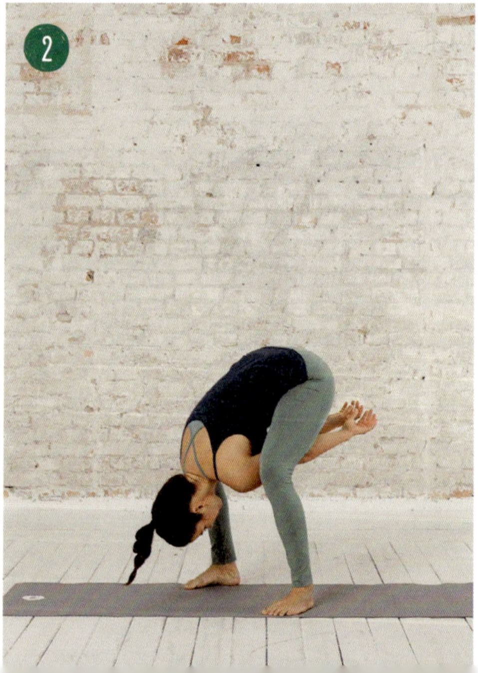

ANREGUNG DER BAUCHATMUNG

Die Bauchatmung ist unsere natürlichste und tiefste Art zu atmen. Sie beruhigt die Nerven, entlastet das Herz und schenkt uns neue Lebenskraft.

ATEMWELLE (APANASANA)

Diese Bewegung entspannt das Zwerchfell, unseren wichtigsten Atemmuskel. Dadurch wird der Atem von alleine wieder tiefer, und es entsteht eine ruhige Bauchatmung.

- Kommen Sie in die Rückenlage. Ziehen Sie Ihre Beine angewinkelt zum Bauch und halten Sie die Knie mit den Händen. Ihre Fingerspitzen weisen nach innen.
- 1 Ziehen Sie ausatmend die Beine so weit es geht an Ihren Bauch.
- 2 Drehen Sie Ihre Hände nun, sodass Ihre Fingerspitzen zu Ihren Füßen weisen, und streben Sie einatmend mit beiden Knien so weit vom Körper weg, bis Ihre Arme ganz gestreckt sind.
- Wiederholen Sie diese Bewegung in Ihrem Atemrhythmus 12- bis 15-mal.
- Stellen Sie anschließend beide Füße zurück auf den Boden und spüren Sie nach.
- Wie erleben Sie jetzt Ihren Atem? Ist er ruhiger und tiefer geworden?

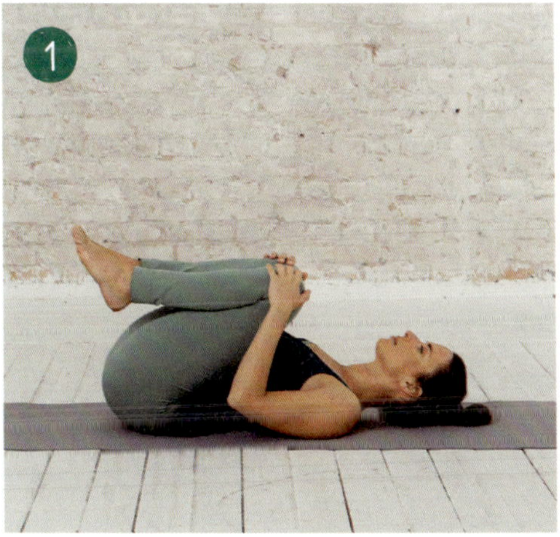

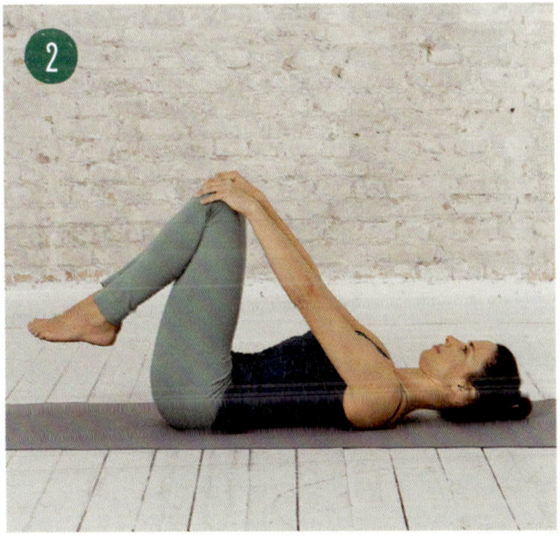

SCHULTERBRÜCKE (DVI PADA PITTAM ASANA)

Diese leichte Umkehrhaltung aktiviert ganz automatisch die Bauchatmung.

- Kommen Sie in die Rückenlage. Stellen Sie Ihre Füße hüftbreit und parallel auf.
- 1 Drücken Sie die Fersen kraftvoll in den Boden und heben Sie das Becken und den Rücken von der Matte ab. Legen Sie Ihre Hände flach auf Ihre Bauchdecke.
- Atmen Sie bewusst ein und fühlen Sie, wie die Luft den Bauchraum unter Ihren Händen füllt. Ziehen Sie ausatmend Ihre Bauchdecke etwas nach innen.
- Dehnen Sie die Leisten sowie die Oberschenkelvorderseiten nach oben. Lassen Sie gleichzeitig Ihren Bauch entspannt nach unten sinken.
- Verweilen Sie so ruhig atmend für etwa 10 bis 15 Atemzüge.
- Um die Haltung zu verlassen, rollen Sie langsam zum Boden zurück.
- Spüren Sie anschließend in Rückenlage nach. Merken Sie, wie kräftig Ihr Atem jetzt geworden ist und wie Sie das belebt? Können Sie jetzt besser durchatmen?

DER HUND, DER NACH UNTEN SCHAUT (ADHO MUKHA SAVANASANA)

Diese Umkehrhaltung lässt Sie automatisch in den Bauch atmen und hilft Brustkorb und Lungen zu entspannen. Zudem wird der über die Achseln und die Brust verlaufende Lungenmeridian gedehnt, wodurch sich anschließend automatisch die Atmung vertieft.

- Kommen Sie in den Vierfüßlerstand. Stellen Sie die Hände schulterbreit auf und spreizen Sie die Finger. Beide Mittelfinger zeigen parallel nach vorn.
- Stellen Sie die Zehen auf und schieben Sie Ihr Becken kraftvoll nach hinten oben.
- 2 Lassen Sie Ihre Beine auf jeden Fall leicht gebeugt. Atmen Sie ruhig und tief weiter und vor allem sehr tief aus. Machen

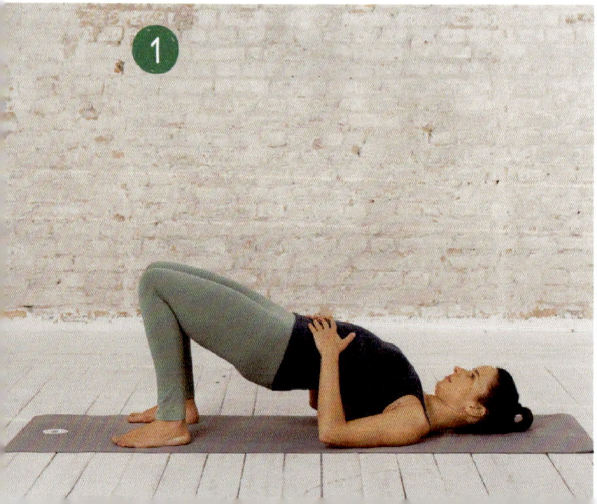

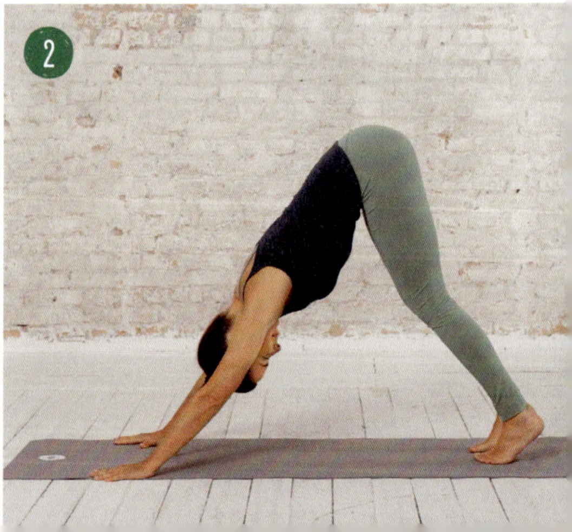

Sie räkelnde Bewegungen mit dem Brustkorb und den Schultern. Dehnen Sie vor allem genüsslich in den Achseln.

- Fahren Sie damit für mindestens 10 ruhige und tiefe Atemzüge fort.
- Kommen Sie anschließend in einen Sitz Ihrer Wahl. Spüren Sie die Entspannung in Ihrer Brust und die belebende Wirkung? Wie tief und frei ist Ihr Atem jetzt?

DAS KROKODIL MIT GEBEUGTEN BEINEN

Diese langsame seitliche Verlagerung des Gewichts der Beine kräftigt die Bauchmuskeln und stabilisiert die tiefe Flanken- und die Bauchatmung.

- Kommen Sie in die Rückenlage. Breiten Sie die Arme in Schulterhöhe seitlich aus. Ziehen Sie die Oberschenkel zum Bauch.
- 3 Lassen Sie nun die geschlossenen, angewinkelten Beine mit dem Ausatmen langsam so weit zur linken Seite sinken, bis Sie spüren, dass sich die rechte Schulter vom Boden lösen will.
- Führen Sie einatmend beide Beine langsam wieder zur Mitte zurück.
- Nun lassen Sie Ihre Beine ebenso zur rechten Seite sinken und führen sie anschließend wieder zur Mitte zurück.
- Wiederholen Sie diese Drehung 8- bis 10-mal im Rhythmus Ihres Atems nach links und nach rechts.
- Spüren Sie in Rückenlage und mit gebeugten Beinen nach. Erleben Sie, wie Ihr Atem an Tiefe und Kraft gewonnen hat?

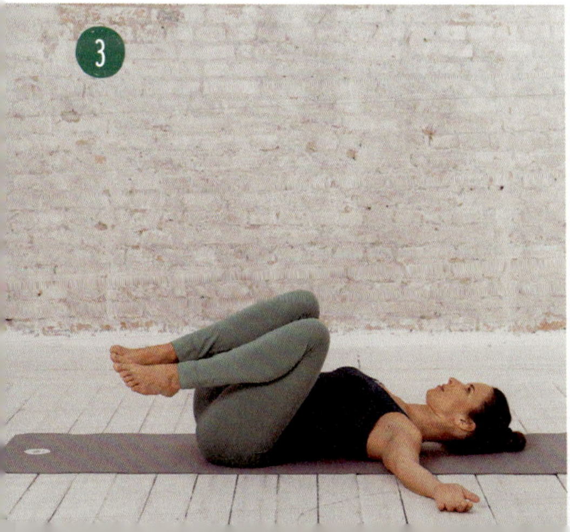

BAUCHATMUNG

Indem Sie Ihre Hände auf den Bauch legen, laden Sie den Atem ein, in Ihren Bauch zu strömen. Die Bauchatmung aktiviert den beruhigenden Ast des vegetativen Nervensystems, sodass sich die Atmung insgesamt wieder zu entspannen vermag.

- Legen Sie sich auf den Rücken und stellen Sie die Beine gebeugt auf. Legen Sie Ihre Hände flach auf die Bauchdecke und beobachten Sie, wie schnell sich Ihre Bauchatmung einstellt und sich dann nach und nach vertieft.
- Werden Sie sich bewusst, wie sich Ihr Atem zunehmend entspannt. Fahren Sie mit dieser tiefen Atmung 3 bis 5 Minuten lang fort.
- Spüren Sie anschließend nach. Bemerken Sie, wie entspannt, leicht und tief Ihre Atmung jetzt ist?

BETONTE AUSATMUNG

Wenn Sie lernen, wieder tief auszuatmen, wird sich Ihre Atmung insgesamt vertiefen und entspannen. So können Sie endlich wieder frei durchatmen!

AUSATMEN MIT DER KONSONANTENBREMSE

Diese Übung bremst das Ausströmen der Atemluft und verlängert die Ausatmung. Gleichzeitig sorgt sie dafür, dass das Zwerchfell lange in einer guten Anspannung bleibt, wodurch es deutlich gekräftigt wird, was wiederum die Bauchatmung fördert.

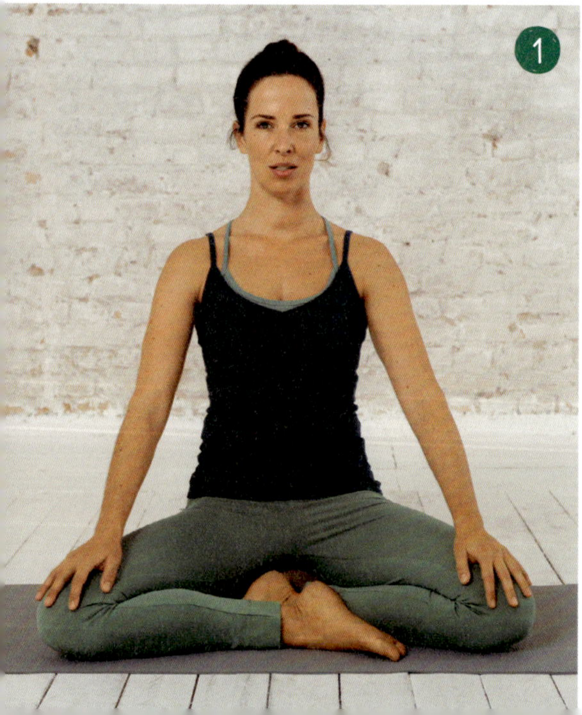

- Kommen Sie in einen bequemen und aufrechten Sitz Ihrer Wahl.
- Legen Sie beide Hände entspannt auf Ihren Knien ab und atmen Sie einige Male entspannt ein und aus.
- 1 Atmen Sie nun betont, also mit einem Konsonanten aus: »FFFF…«, »WWWW…«, »SSSS…« oder »SCH…«.
- Probieren Sie aus, welcher dieser Laute das Ausströmen Ihrer Atemluft am effektivsten abbremst.
- Wiederholen Sie diese Atmung mit Konsonantenbremse 10- bis 15-mal.

REINIGENDE ATMUNG (KAPALABHATI)

Diese Reinigungsatmung betont die Ausatmung. Die Einatmung dagegen erfolgt ganz automatisch und von allein. Sie macht die Lungen und den Brustkorb wieder elastisch und löst selbst zähen Schleim sehr gut.

- Kommen Sie in einen aufrechten Sitz Ihrer Wahl und legen Sie die Hände locker auf Ihren Bauch.
- 2 Atmen Sie zunächst intensiv aus. Atmen Sie dann tief in Ihren Brustkorb ein. Mit dem nächsten Ausatmen ziehen Sie

Ihre Bauchdecke kraftvoll ein. Lassen Sie die Luft auch durch die Nase ausströmen, wodurch ein Geräusch wie beim Schnauben entsteht. Achten Sie darauf, den Bauch nur nach hinten und nicht auch nach oben zu ziehen.

- Lösen Sie die Kontraktion, wodurch die Bauchdecke wieder vorschnellt und Sie automatisch einatmen, sodass Ihr Körper erneut mit Sauerstoff versorgt wird.
- Führen Sie etwa 25 schnelle Atemstöße dieser Art hintereinander aus. Der obere Brustkorb bleibt dabei nahezu unbewegt.
- Beenden Sie diese Übung, indem Sie tief einatmen, die Luft einen Moment lang anhalten und dann entspannt ausatmen.
- Meist meldet sich gleich anschließend das Bedürfnis, kurz aufzuatmen. Wenn eine Pause in der Atemleere entstehen will, halten Sie sie so lange, bis Sie merken, dass Sie wieder einatmen wollen.
- Wiederholen Sie diese »Reinigende Atmung« noch 1- oder 2-mal und erhöhen Sie wenn möglich jedes Mal die Anzahl der schnellen Atemstöße.
- Entspannen Sie anschließend im Brustraum und spüren Sie nach. Erleben Sie, wie entspannt und fein Ihre Atmung jetzt geworden ist?

INFO

ENTSPANNEND BEI ASTHMA

Wenn Sie Asthma haben, hilft diese Übung sehr gut, Ihre Atemwege und das Zwerchfell zu entspannen. Wichtig ist aber, dass Sie sich dabei nicht anstrengen, sondern so gelöst wie möglich den Atem schwingen lassen.

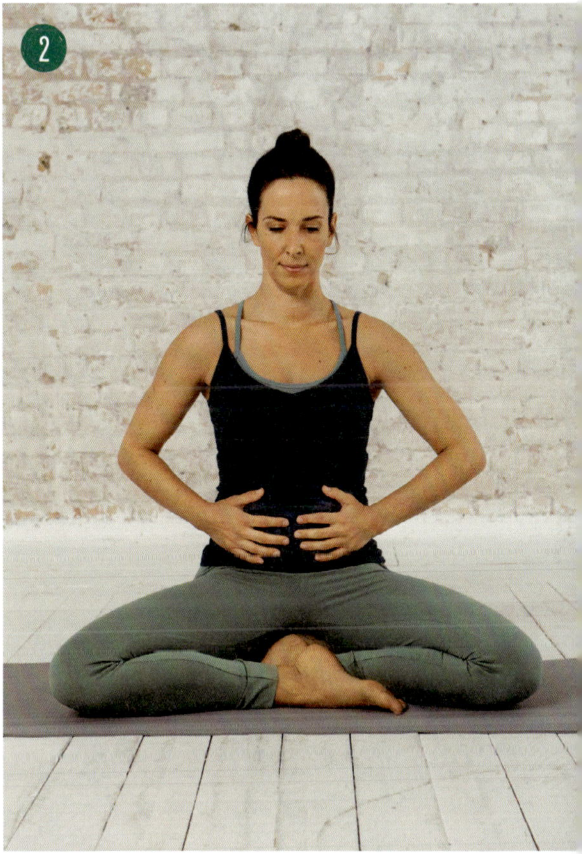

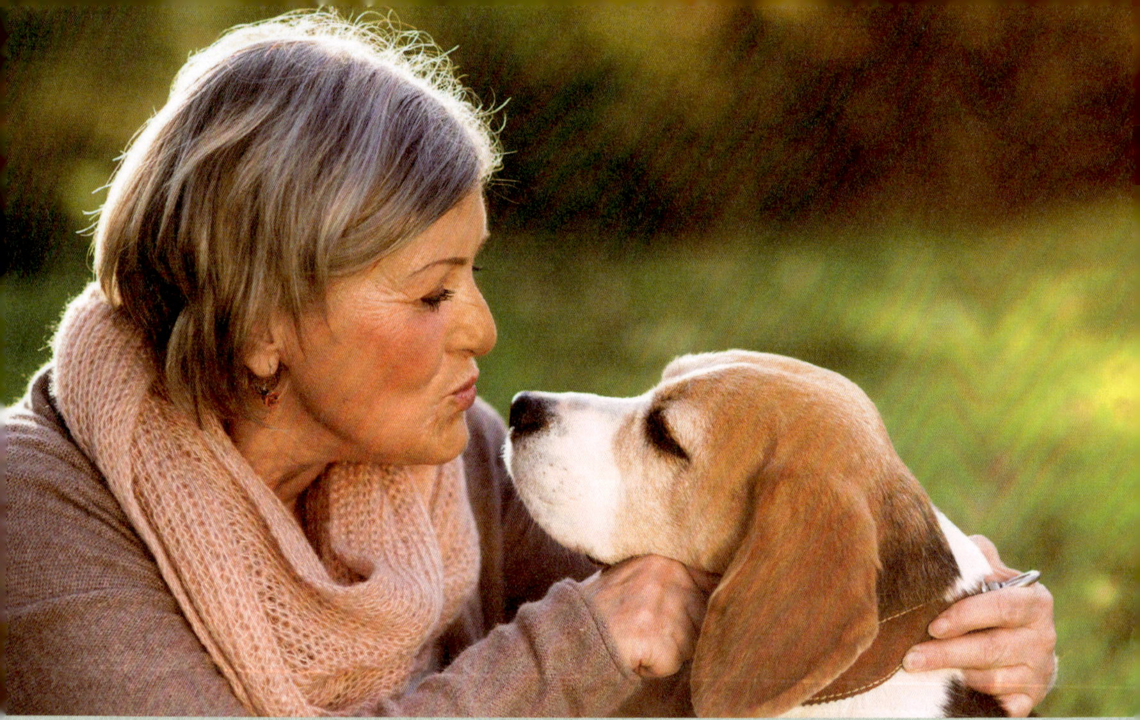

BLUTHOCHDRUCK & ZU NIEDRIGER BLUTDRUCK

Herz-Kreislauf-Erkrankungen stehen in Deutschland bei den Todesursachen an erster Stelle. Angeführt wird diese Statistik von dauerhaft erhöhtem Blutdruck, denn er ist eine der Hauptursachen für viele hochgefährliche und nicht selten tödlich verlaufende Organ- und Gefäßschäden, die zu Herzinfarkt, Schlaganfall, Herzinsuffizienz oder Embolien führen können. Besonders die Wirkung von Yoga auf hohen Blutdruck ist schon seit vielen Jahren Gegenstand der medizinischen Forschung. Was nachgewiesen werden konnte, ist, dass bestimmte Übungen eine deutliche Linderung der Beschwerden ermöglichen können.

Das andere Extrem, der niedrige Blutdruck, ist zwar lästig und manchmal unangenehm. Er ist aber keine Erkrankung im eigentlichen Sinn, sondern vielmehr eine leicht zu behebende Regulationsstörung, die in aller

Regel ohne Folgen bleibt. Da jedoch recht viele Menschen damit Beschwerden haben, soll sie hier dennoch Erwähnung finden.

Typische Symptome

Bestimmte Symptome sind typisch für Hochdruck, aber auch für niedrigen Blutdruck. Hier die wichtigsten im Überblick.

Bluthochdruck

Tückisch ist, dass eine Erhöhung des Blutdrucks von den betroffenen Personen in der Regel nicht bemerkt wird. Daher wird der Bluthochdruck häufig eher zufällig und dann meist erst sehr spät erkannt – nämlich erst, wenn Folgeerkrankungen auftreten.
Es ist deshalb gut zu wissen, was mögliche Anzeichen für die Entwicklung eines Hochdrucks sein können:

- Schwindelgefühle
- Kopfschmerzen, vor allem im Hinterkopf und gleich nach dem Aufwachen
- Ohrensausen
- Sehstörungen
- Rote Gesichtsfarbe
- Kurzatmigkeit
- Nervosität und Schlafstörungen

Häufen sich diese Anzeichen, sollten Sie unbedingt regelmäßig Ihren Blutdruck kontrollieren (lassen).
Wenn der Blutdruck lange (unbemerkt) erhöht ist, beginnt er die Gefäße und Organe zu schädigen, allen voran Herz und Nieren.

Zu niedriger Blutdruck

Viele Menschen leben mit einem dauerhaft niedrigen Blutdruck vollkommen beschwerdefrei, weil der Körper sich gut daran anpassen kann. Störungen treten vor allem am Morgen auf, wenn der Blutdruck vom Schlaf noch zusätzlich erniedrigt ist. Dann kann es zu kurzen, heftigen Schwindelanfällen (einer Synkope) kommen, weil das Blut nach dem Aufstehen versackt (orthostatischer Kollaps). Betroffen sind überdurchschnittlich häufig junge, sehr schlanke Frauen. Sie

INFO

BLUTDRUCKWERTE

	Systolisch (mmHg)	Diastolisch (mmHg)
Niedriger Blutdruck	< 105	< 65
Normaler Blutdruck	≤ 139	≤ 99
Hoher Blutdruck	≥ 140	≥ 100

klagen oft auch über Müdigkeit, Ohrensausen und vor allem nächtliches Herzrasen. Auch machen ihnen oft schnelle Stellungswechsel zwischen Rück- und Vorbeuge wie etwa bei Sonnengrüßen Probleme.

Körperliche und mentale Ursachen

Sowohl zu hoher als auch zu niedriger Blutdruck machen Beschwerden. Im Gegensatz zu Bluthochdruck ist zu niedriger Blutdruck jedoch nicht gesundheitsschädlich.

Bluthochdruck

Meist lassen sich keine direkten körperlichen Ursachen für einen Bluthochdruck ausmachen. Ein Zusammenhang mit erblicher Disposition, Übergewicht, Bewegungsmangel und zunehmendem Alter ist jedoch nachgewiesen. Außerdem tritt Bluthochdruck häufig in Verbindung mit erhöhten Blutfettwerten und mit Diabetes Typ 2 auf. Eine nicht zu unterschätzende Ursache für einen dauerhaft und damit krankhaft hohen Blutdruck ist ganz sicher chronischer Stress durch Überforderung. Besonders gefährdet sind beispielsweise Schichtarbeiter, aber auch Menschen, die häufig unter großem Termindruck stehen, ständig erreichbar und multitaskingfähig sein sollen. Doch auch, wer sich aufgrund hoher Anforderungen und Erwartungen an sich selbst unter Druck setzt, ist gefährdet.

Zu niedriger Blutdruck

In den meisten Fällen haben Menschen mit niedrigem Blutdruck eine genetische Veranlagung dazu. Darüber hinaus können eine besonders starke Periodenblutung, Bewegungsmangel und Flüssigkeitsmangel den Blutdruck immer wieder temporär abfallen lassen. Eher selten sind rein körperliche Ursachen wie Unterfunktion der Schilddrüse, der Nebennierenrinde, der Hirnanhangdrüse oder eine Herzerkrankung.

Was Sie im Alltag tun können

Allgemein hilft Druck rausnehmen, viel Bewegung und regelmäßiges Meditieren.

Bluthochdruck

- Bauen Sie Druck ab, indem Sie Ihr tägliches Arbeitsvolumen so genau wie möglich strukturieren. Dabei helfen erprobte professionelle Programme wie etwa »Simplify« von Werner Tiki Küstenmacher. Sie helfen, Stress abzubauen!
- Finden Sie im Alltag immer wieder kleine Oasen der Entspannung.
- Bleiben Sie in Bewegung, idealerweise durch regelmäßige moderate Bewegung wie zügiges Spazierengehen, Schwimmen oder Radfahren.
- Achten Sie auf Ihre Ernährung. Besonders nachhaltig auf den gesamten Organismus wirkt eine Umstellung auf (weitgehend) vegetarische oder vegane Kost.

Zu niedriger Blutdruck

- Bewegen Sie sich so häufig wie möglich. Laufen, springen, tanzen Sie! Praktizieren Sie einen kraftvollen und dynamischen Yogastil.
- Trinken Sie viel – idealerweise Wasser und Tees. Wenn Sie merken, dass Ihnen schwindlig wird, reicht es oft, ein großes Glas Wasser zu trinken – und gleich ist der Kreislauf wieder reguliert.
- Bleiben Sie ruhig, wenn Ihr Herz rast. Das ist normal, wenn der Blutdruck sehr niedrig ist. Weil das Blutvolumen verringert ist, versucht das Herz mit vielen schnellen Schlägen die notwendige Pumpleistung zu kompensieren.
- Wenn Ihnen schwindlig wird, ist es gut, wenn Sie sich kurz hin- und die Beine hochlegen (auf einen Stuhl oder an einer Wand). Das hilft sofort!

AUS ANNAS ERFAHRUNGSSCHATZ

WAS BEI ZU HOHEM UND ZU NIEDRIGEM BLUTDRUCK HILFT

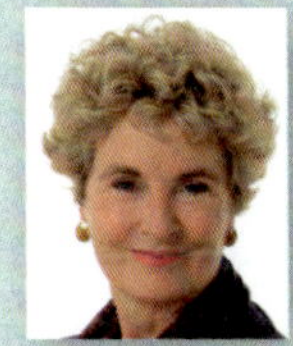

BLUTHOCHDRUCK

- Nehmen Sie nicht alles so persönlich! Das hilft mehr als vieles andere, Stress zu vermeiden!
- Falls Sie zu Perfektionismus neigen, versuchen Sie ihn abzubauen. Er ist einer der stärksten und machtvollsten Stressoren überhaupt!
- Trauen Sie sich immer mal wieder herzhaft zu gähnen, zu seufzen oder zu stöhnen. Alle diese Atemformen vertiefen die Ausatmung, die blutdrucksenkend wirkt.
- Vermeiden Sie beim Sport Kraftübungen, bei denen Sie Druck aufbauen müssen. Bevorzugen Sie einen entschleunigten, eher sanften Yogastil.

ZU NIEDRIGER BLUTDRUCK

- Auch wenn Ihnen zu Beginn regelmäßig schwindlig wird: Üben Sie Bewegungsabläufe wie den Sonnengruß beziehungsweise den Wechsel von der Vorbeuge in den Stand. Nur so kann Ihr Blutdruck lernen, sich anzupassen.
- Wenn Sie im Stehen bemerken, dass Ihr Blutdruck abfällt und Ihnen schwindlig wird, drücken Sie Ihre Füße fest in den Boden. Dadurch werden die Muskeln der Beine angespannt, die die Gefäße umgeben: So kann das Blut nicht mehr in den Beinen versacken. Auch hilft es, die Arme gestreckt zu heben und dabei kraftvoll und tief einzuatmen. Das zieht den Blutdruck regelrecht nach oben.

DRUCK ABLASSEN BEI BLUTHOCHDRUCK

Es folgen Übungen, die helfen, mentalen Druck und Gefäßdruck zu reduzieren, wie schwungvolle Reinigungsübungen des Kundalini-Yoga, Bewegungsabläufe, die die Ausatmung verlängern, und vor allem meditative Übungen.

UM DIE INNERE ACHSE SCHWINGEN

Diese schnelle Drehung, bei der die Arme entspannt um den Oberkörper herum fliegen, löst Verspannungen in den Schultern, im Brustkorb und im Zwerchfell und hilft uns, innerlich loszulassen.

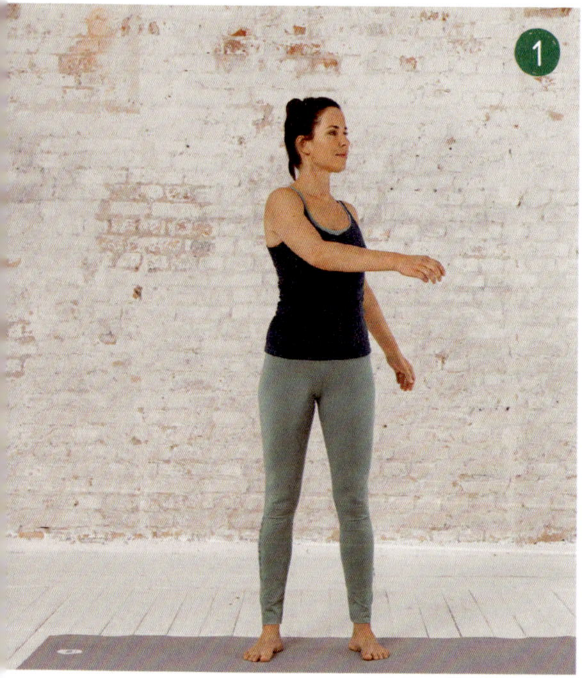

- Im Stand sind Ihre Beine etwa schulterbreit geöffnet und Ihre Füße ganz leicht nach außen gedreht.
- Verbinden Sie sich mit Ihrer inneren Achse, die Ihren Körper vom Scheitel bis zur Mitte des Beckens durchzieht. Sie ist Ihre Drehachse.
- 1 Schwingen Sie um diese Achse und lassen Sie Ihre Arme ganz locker, frei und entspannt um den Körper fliegen. Der Kopf geht mit in die Bewegung, die Füße

WICHTIG

NO-GO BEI HOCHDRUCK

Meiden Sie bei Bluthochdruck unbedingt alle Übungen, mit denen Sie innerlich Druck aufbauen, etwa schwierige Stützübungen. Verweilen Sie nicht in intensiven Umkehrhaltungen und Atempausen in der Atemfülle.

jedoch bleiben fest am Boden, und der Atem fließt weiter.

- Finden Sie einen Rhythmus, der Sie unterstützt, Spannung und inneren Druck abzugeben. Lassen Sie Ihre Arme immer mehr aus den Schultergelenken heraus fliegen, sodass sie sich um den Oberkörper herumwickeln und die Hände mit einem weichen, aber satten Klaps auf dem Brustkorb landen, und atmen Sie dazu laut hörbar aus (auch Schnaufen oder Seufzen tun bei dieser Übung gut!).
- Fahren Sie damit 2 bis 3 Minuten fort. Lassen Sie die Bewegung dann ausschwingen, stellen Sie die Füße hüftbreit zusammen und spüren Sie nach. Wie erfahren Sie jetzt Ihren Schultergürtel? Fühlen Sie sich gelöster und entspannter?

DRUCK ABLASSEN

In dieser Reinigungsatmung können Sie Druck, Stress und Belastendes weit von sich schleudern. Außerdem hebt die schwungvolle Bewegung der Arme die Stimmung.

- Kommen Sie in den Stand, stellen Sie Ihre Füße in etwa schulterbreit und ganz leicht nach außen gedreht.
- Lassen Sie Ihre Arme einige Male locker vor Ihrem Körper nach links und rechts schwingen.
- 2 Nehmen Sie dann Schwung: Schwingen Sie Ihre Arme einatmend zu einer Seite und ausatmend mit einem energischen »huit« zur anderen Seite.
- Schauen Sie Ihren Händen hinterher und stellen Sie sich vor, alles, was Sie belastet, stresst, nervt und Ihnen Druck macht, weit von sich wegzuschleudern.
- Wiederholen Sie diese Übung 10- bis 12-mal und versuchen Sie mit dem kraftvollen Ausatmen etwas von Ihrem inneren Druck loszuwerden. Atmen Sie jedes Mal auf derselben Seite ein und auf derselben Seite aus.
- Spüren Sie anschließend nach. Wie frei können Sie jetzt durchatmen? Konnten Sie etwas loslassen?

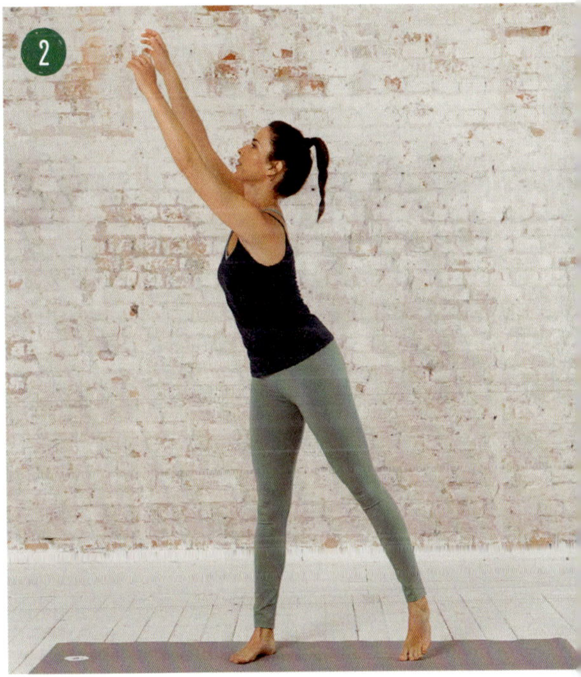

DIE AUSATMUNG VERLÄNGERN

Jede Ausatmung wirkt auf den beruhigen Ast des vegetativen Nervensystems. Dadurch senken sich Herzfrequenz und Blutdruck leicht aber messbar. Diesen Effekt können Sie intensivieren, wenn Sie aktiv Ihre Ausatmung verlängern.

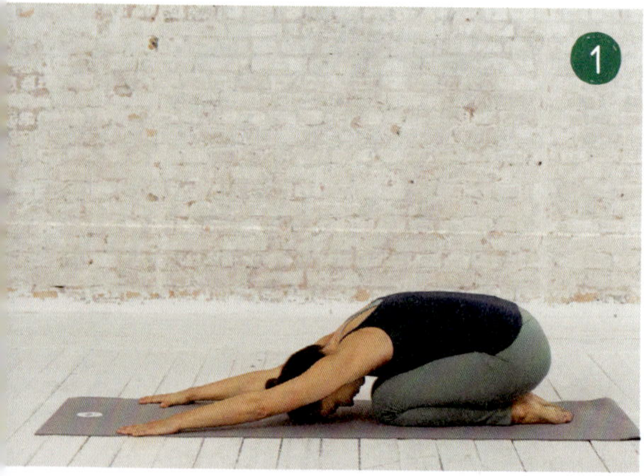

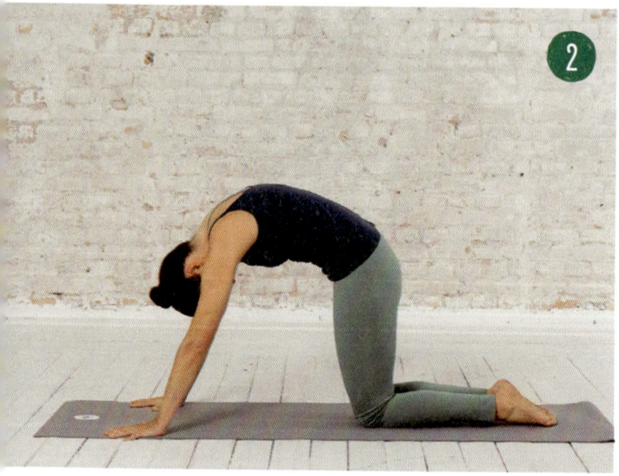

KIND – KATZE – FLOW

Dieser Bewegungsablauf hilft schnell, Atem und Bewegung zu synchronisieren: Der Atem fließt, und innerer Druck lässt nach.

- 1 Lassen Sie im Fersensitz die Stirn Richtung Boden sinken. Strecken Sie die Arme weit nach vorne aus. Die Hände sind schulterbreit voneinander entfernt und die Finger gespreizt (Mittelfinger parallel). Atmen Sie ein.
- 2 Runden Sie ausatmend den Rücken vom Becken bis zum Kopf wie zu einem Katzenbuckel und kommen Sie langsam hoch in den Vierfüßlerstand.
- 3 Biegen Sie einatmend Ihre Wirbelsäule vom Becken bis zum Kopf durch, sodass eine harmonische, lang gezogene Rückbeuge entsteht. Nacken und Kopf bleiben dabei in der Linie der Wirbelsäule.
- 1 Atmen Sie aus, machen Sie wieder einen Katzenbuckel und kehren Sie langsam mit dem Gesäß zurück zu den Fersen.
- Wiederholen Sie diesen Ablauf 6-mal im Rhythmus Ihres Atems und lassen Sie eine fließende Bewegung entstehen.

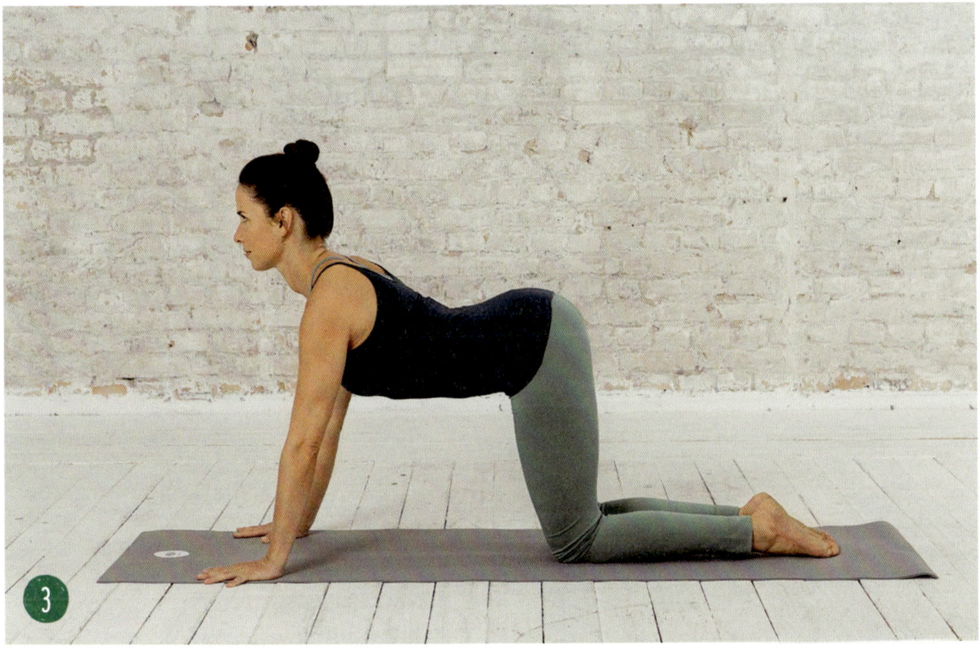

DIE SUMMENDE KATZE

Währnd Sie summen, verlängert sich auf natürliche Weise Ihre Ausatmung. Gleichzeitig löst die Schwingung des Summens Anspannung in den Muskeln, Faszien und Organen und beruhigt den Geist.

- Kommen Sie in den Vierfüßlerstand. Stellen Sie die Hände etwas weiter nach vorne, um den Druck auf den Handgelenken so weit wie möglich zu verringern.
- Biegen Sie während des Einatmens Ihre Wirbelsäule vom Becken bis zum Kopf durch, sodass eine harmonische, lang gezogene Rückbeuge entsteht. Der Nacken und der Kopf bleiben dabei in der Linie der Wirbelsäule.
- Runden Sie ausatmend den Rücken vom Becken bis zum Kopf wie zu einem Katzenbuckel und summen (oder brummen) Sie dabei in sich hinein.
- Wiederholen Sie diese Bewegung einige Male im Rhythmus Ihres Atems. Spüren Sie dabei die Schwingung des Summens im Körper und im Kopf.
- Kommen Sie dann in einen Sitz Ihrer Wahl und spüren Sie nach. Wie ruhig und langsam ist Ihr Atem nun? Ist Ihr Geist zur Ruhe gekommen?

DIE AUSATMUNG VERLÄNGERN

Bei dieser einfachen Übung wird die Ausatembewegung unterteilt. Dadurch wird Ihr Atem automatisch ruhiger und länger.

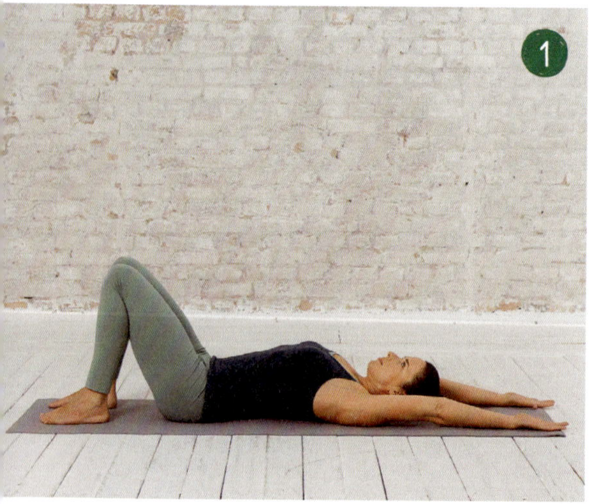

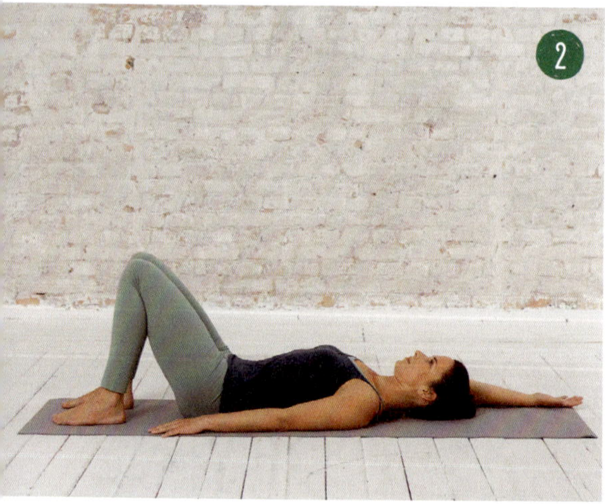

- Kommen Sie in die Rückenlage. Die Beine sind angewinkelt aufgestellt, die Fußsohlen liegen flach auf dem Boden. Achten Sie darauf, dass Sie hinter Ihrem Kopf genügend Platz für Ihre Arme haben.
- 1 Führen Sie während des Einatmens beide Arme über oben nach hinten und legen Sie sie so ab, dass es Ihnen in den Schultern angenehm ist.
- 2 Führen Sie ausatmend erst den einen Arm zurück neben den Körper.
- Sobald er aufliegt, lassen Sie den zweiten Arm folgen.
- Fahren Sie mit diesem Bewegungsablauf fort. Achten Sie darauf, die Bewegung Ihrer Arme an die Länge Ihres entspannten Ausatmens anzupassen.
- Halten Sie inne und spüren Sie in der Rückenlage nach. Wie ruhig und lang konnte Ihr Atem werden? Entstehen jetzt vielleicht von alleine Atempausen?

TIPP

FINDEN SIE IHR TEMPO

Wenn Ihr Atem zu Beginn noch flach und schnell ist, machen Sie auch die Bewegung der Arme entsprechend schneller und lassen Sie die Atmung nur ganz allmählich ruhiger und langsamer werden.

KROKODIL

Bei dieser Drehbewegung am Boden unterstützen Sie Ihr Körpergewicht, die Schwerkraft und Ihre Ausatmung beim Loslassen. Gleichzeitig aktiviert das Krokodil das Zwerchfell und damit die ruhige, tiefe Bauchatmung.

- Kommen Sie in die Rückenlage. Stellen Sie die Beine angewinkelt auf, die Fußsohlen flach auf dem Boden, und breiten Sie Ihre Arme seitlich in Schulterhöhe aus.
- (1) Ziehen Sie ein Bein nach dem anderen an den Bauch. Lassen Sie ausatmend beide Beine dicht nebeneinander auf 45 Grad nach links sinken. Achten Sie darauf, dass die rechte Schulter am Boden bleibt!
- Führen Sie einatmend beide Beine zur Mitte zurück und lassen Sie sie dann auf etwa 45 Grad nach rechts sinken. Führen Sie sie einatmend zur Mitte zurück.
- Wiederholen Sie diese Drehung einige Male nach links und nach rechts. Lassen Sie sich mit jedem Ausatmen ganz bewusst in die Drehung sinken und geben Sie dabei Ihren Stress und inneren Druck an den Boden ab.
- Spüren Sie der Übung anschließend in Rückenlage nach. Konnten Sie Spannung und Druck loslassen?

TIPP

MACHEN SIE TÖNE

Wenn Sie sich sehr angespannt fühlen, dann atmen Sie auf »fff« oder »sch« aus. Das hilft, den Ausatem lang und klar zu führen.

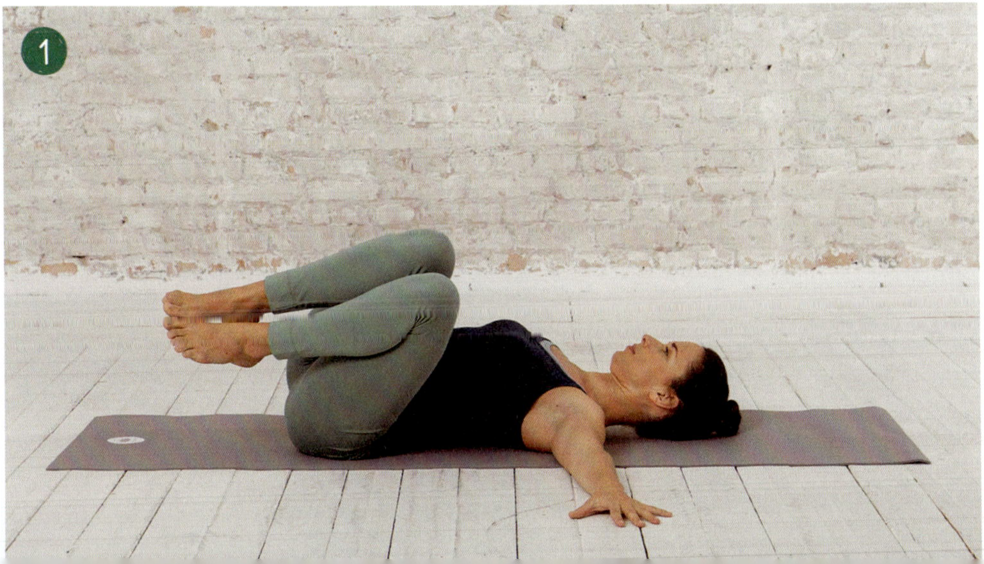
1

MEDITATIVE ÜBUNGEN

Meditation wirkt nachweislich blutdrucksenkend! Hier finden Sie zwei meditative Übungen, die sich leicht auch in den Alltag einbauen lassen.

ATEMWELLE

Diese meditative Übung können Sie auch gut mal tagsüber im Sitzen üben, wenn Sie merken, dass Ihr innerer Druck und damit Blutdruck steigen. Besonders wichtig ist hier das innere Lächeln, denn es entspannt Ihren ganzen inneren Raum und Ihren Atem.

- Kommen Sie in die Rückenlage und stellen Sie die Füße vor dem Becken auf bzw. alternativ in eine bequeme Sitzhaltung. Legen Sie die Hände auf den Bauch, dorthin, wo es Ihnen angenehm ist.
- Schenken Sie sich ein leichtes Lächeln und beobachten Sie, wie Ihr Atem dadurch gleich etwas freier und weiter wird.
- Verbinden Sie sich mit dem Kommen und Gehen Ihres Atems.
- (1) Schauen Sie auf Ihren Atem wie auf die Wellen am Meer. Sie kommen und gehen. Manche sind höher, andere sind flacher. Jede Atemwelle folgt ganz natürlich und selbstverständlich ihrem eigenen Rhythmus – und Sie schauen Ihrem Atem zu.
- Jedes Einatmen strömt einer Welle gleich in Sie hinein – er verweilt kurz – und strömt dann in aller Ruhe wieder aus Ihnen heraus. Eine Welle kommt nach der anderen. Der Atem kommt – bleibt – und geht – er steigt an – und ebbt ab …
- Verweilen Sie in dieser Erfahrung der Atem-Wellen mindestens 3 Minuten.
- Um die Übung zu beenden, vertiefen Sie bewusst Ihre Atmung. Spüren Sie nach. In welchem Maße sind Sie innerlich ruhiger und klarer geworden?

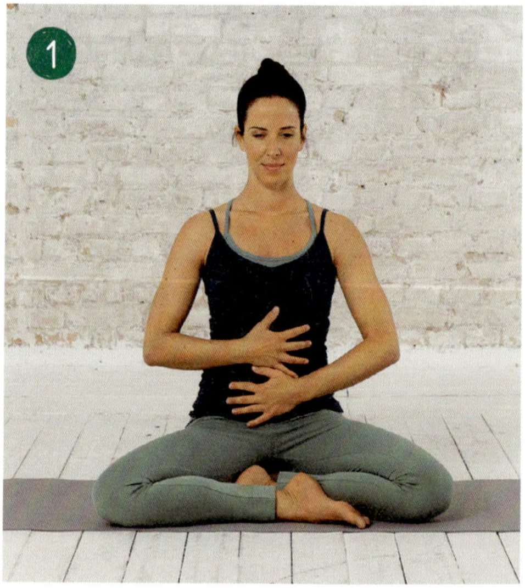

MONDATMUNG (CHANDRA BHEDANA)

Diese Atemlenkung nutzt die Erkenntnis, dass das Einatmen über den linken Nasengang den beruhigenden Ast des vegetativen Nervensystems aktiviert, wodurch es Herzschlag und Blutdruck senkt.

- 1 Kommen Sie in einen aufrechten und bequemen Sitz Ihrer Wahl. Beugen Sie den Zeige- und Mittelfinger der rechten Hand nach innen. Diese Handhaltung heißt Vishnu Mudra.
- 2 Atmen Sie ruhig und tief ein. Schließen Sie das linke Nasenloch mit der Kuppe des Ringfingers und atmen Sie rechts aus.
- Schließen Sie das rechte Nasenloch mit dem Daumen und atmen Sie links ein.
- Schließen Sie das linke Nasenloch mit der Kuppe des Ringfingers und atmen Sie rechts aus.
- Fahren Sie nun damit fort, immer über das linke Nasenloch einzuatmen und über das rechte Nasenloch auszuatmen. Stellen Sie sich dabei zum Beispiel vor, links kühle, beruhigende Mondenergie einzuatmen und diese in die aktive, rechte Sonnenseite zu verströmen, bis Ihr ganzes System wieder ausgeglichen ist.
- Sobald Sie bemerken, dass Ihr Arm ermüdet oder Sie sich ausgeglichener fühlen, beenden Sie diese Atemübung und spüren Sie noch eine Weile im Sitz nach. Sind Sie ruhiger geworden? Hat der innere Druck nachgelassen?

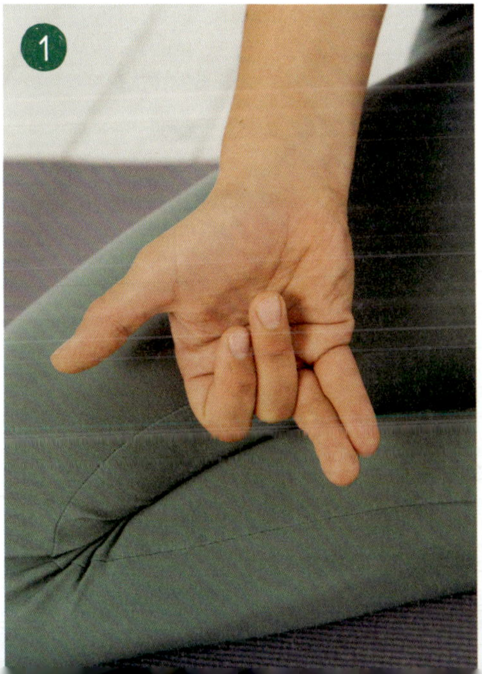

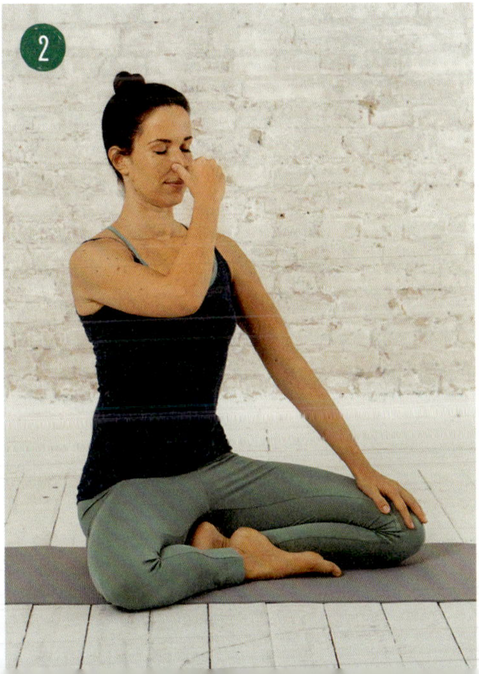

NIEDRIGER BLUTDRUCK

Gegen niedrigen Blutdruck helfen Bewegung und Dehnung! Umkehrhaltungen sind perfekt! Sie führen venöses Blut schneller zum Herzen, worauf es – nach dem Weg durch die Lungen – mehr arterielles Blut in den Körper pumpen kann.

FLANKENDEHNUNG

Durch die leichte Umkehrhaltung kann sich der Körper an die Veränderung des Blutflusses gewöhnen. Die Dehnung aktiviert die Gefäße, wegen des Drucks der sie umgebenden Gewebe, und regt die Atmung an.

- Kommen Sie in den Vierfüßlerstand. Setzen Sie beide Hände etwas nach vorne.
- Spreizen Sie die Finger. Legen Sie nun die rechte Hand vor die linke, dehnen Sie sich über die Finger nach vorne und ziehen Sie Ihr Gesäß ausatmend weit nach hinten.
- 1 Drehen Sie Ihren Kopf leicht nach links. Achten Sie darauf, dass Ihre Unterarme leicht über dem Boden schweben.
- Kommen Sie einatmend zurück in den Vierfüßlerstand und wiederholen Sie die Dehnung, nun mit der linken vor der rechten Hand und dem Kopf leicht nach rechts gedreht.
- Üben Sie diese Dehnung zu jeder Seite 5- bis 6-mal im Rhythmus Ihres Atems.
- Spüren Sie im Sitz nach. Fühlen Sie, wie wach und belebt Sie jetzt sind?

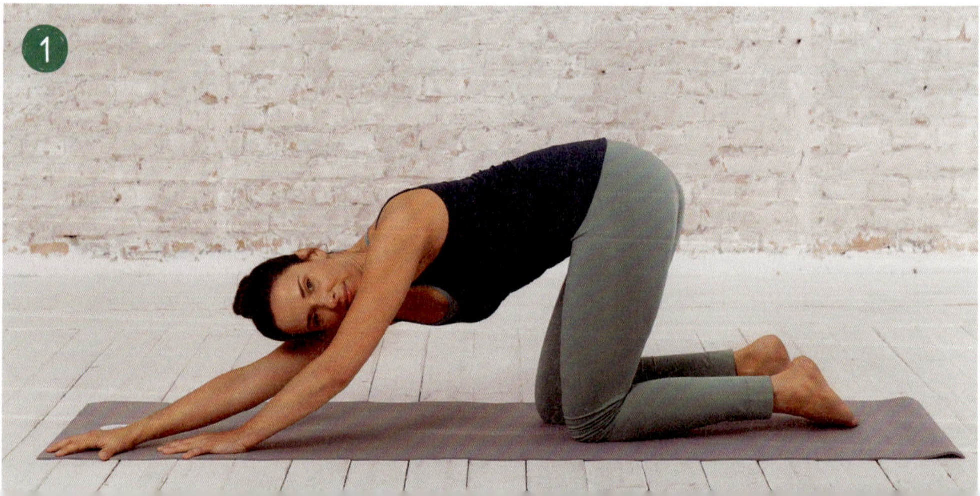

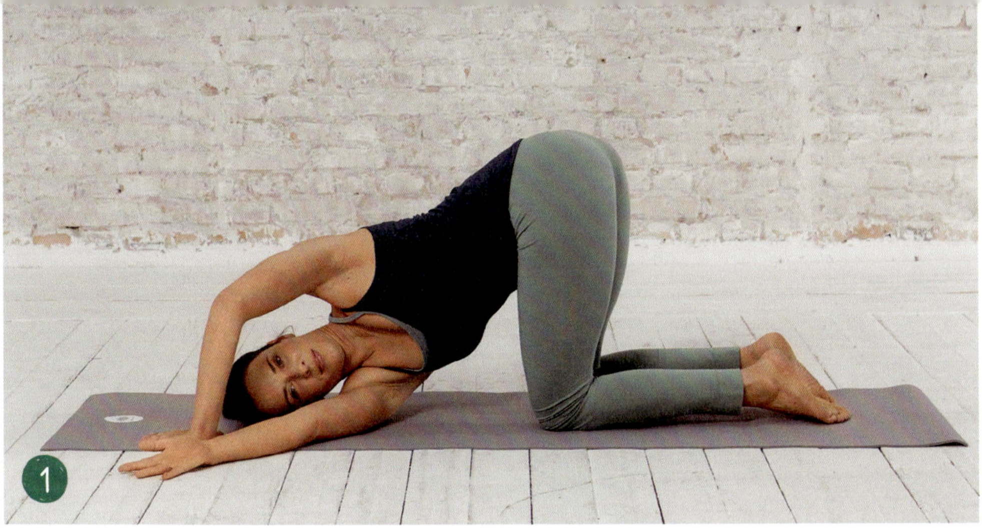

GEDREHTE DEHNUNG

Die folgende leichte Umkehrhaltung in Verbindung mit einer Drehung regt den Kreislauf sanft an. Zugleich dehnt und entlastet die »Gedrehte Dehnung« den Rücken und kräftigt durch die Belastung der Haltemuskulatur die Schultern und die Arme.

- Kommen Sie in den Vierfüßlerstand. Stellen Sie Ihre Hände etwa um die Länge einer Hand weiter nach vorn als normalerweise im Vierfüßlerstand.
- 1 Legen Sie Ihre rechte Hand mit dem Handrücken auf den Boden. Die Fingerspitzen weisen nach links. Schieben Sie ausatmend die rechte Hand nach links, führen Sie sie innen um das linke Handgelenk herum und streben Sie dann an der Kleinfingerseite entlang mit ihr weit nach links vorn. Beugen Sie den linken Arm an und drehen Sie Ihren Rumpf nach vorn und unten.
- Drücken Sie einatmend fest mit der linken Hand gegen den Boden, ziehen Sie Ihren rechten Arm zurück und stellen Sie die Hand wieder auf.
- Legen Sie die linke Hand mit dem Handrücken auf den Boden. Die Fingerspitzen weisen nach rechts. Schieben Sie ausatmend Ihre linke Hand nach rechts, führen Sie sie um das rechte Handgelenk herum. Streben Sie dann, an der Kleinfingerseite entlang, mit ihr weit nach rechts vorn.
- Beugen Sie dazu den rechten Arm an und drehen Sie den Rumpf nach vorn unten.
- Drücken Sie einatmend fest mit der rechten Hand gegen den Boden, ziehen Sie Ihren linken Arm zurück und stellen Sie die Hand wieder auf.
- Fahren Sie damit 6-mal pro Seite im Rhythmus Ihres Atems fort. Spüren Sie im Sitz nach. Fühlen Sie, wie belebt Ihre Atmung jetzt ist?

DEN BLUTDRUCK IN SCHWUNG BRINGEN

Yoga kennt viele Bewegungsabläufe, die den Blutdruck durch das rhythmische und vertiefte Atmen sanft anregen. Die drei folgenden Übungen bauen in idealer Weise aufeinander auf.

KIND – KATZE – HUND – FLOW

Der wunderbar belebende Bewegungs-Flow bringt Ihren Kreislauf in Schwung. Gleichzeitig unterstützt die Stützhaltung im Hund, in Verbindung mit einer tiefen Atmung, die Stabilisierung Ihres Kreislaufs.

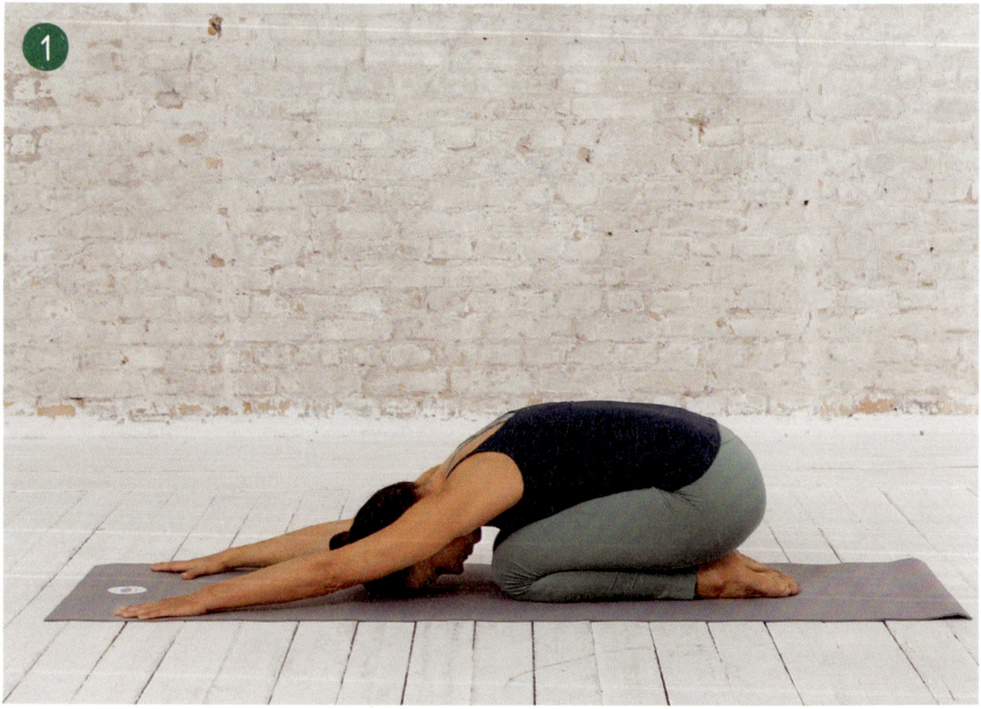

- 1 Kommen Sie zunächst in die Kindhaltung und strecken Sie Ihre Arme lang nach vorne aus. Legen Sie Ihre Hände in schulterbreitem Abstand zueinander auf der Matte auf. Spreizen Sie Ihre Finger und drehen Sie sie so, dass die Mittelfinger zueinander parallel liegen.
- Atmen Sie tief aus und ziehen Sie dabei den Nabel aktiv nach innen.
- 2 Kommen Sie einatmend hoch in den Vierfüßlerstand.
- 3 Biegen Sie Ihren Rücken durch, heben Sie den Brustkorb und schauen Sie nach vorne. Ziehen Sie Ihre Schultern in die Breite und stellen Sie die Zehen auf.
- 4 Schieben Sie sich ausatmend mit dem Becken nach hinten und oben in den herabschauenden Hund.
- Verweilen Sie so fünf Atemzüge. Ziehen Sie jedes Mal, wenn Sie ausatmen, bewusst Ihre Bauchdecke nach innen.
- 3 Führen Sie behutsam die Knie zum Boden zurück und legen Sie die Fußrücken auf. Biegen Sie den Rücken zum Hohlkreuz durch, schauen Sie nach vorne und atmen Sie ein.
- 1 Lassen Sie ausatmend das Gesäß zu den Fersen sinken und kehren Sie so zurück in die Haltung des Kindes.
- Wiederholen Sie diesen Ablauf noch vier Mal im Rhythmus Ihres Atems.
- Spüren Sie dieser Übung im Sitz nach. In welchem Maße fühlen Sie sich jetzt angeregt, wach und frisch?

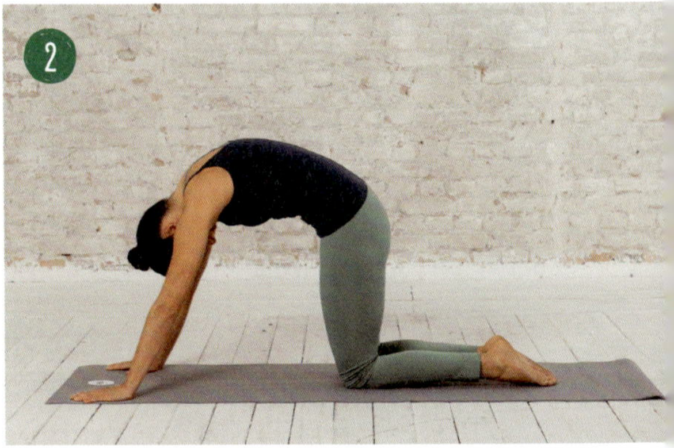

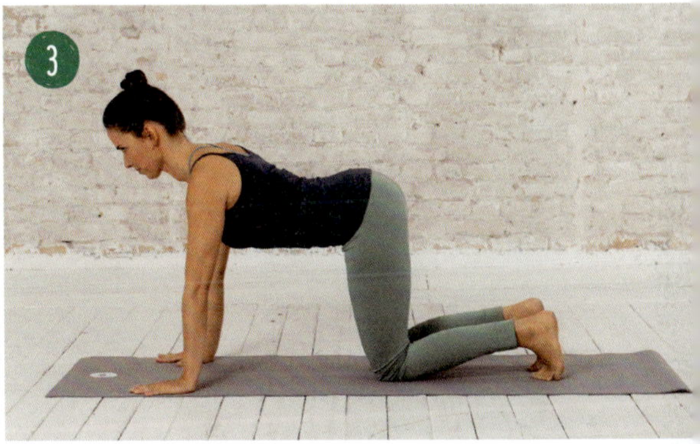

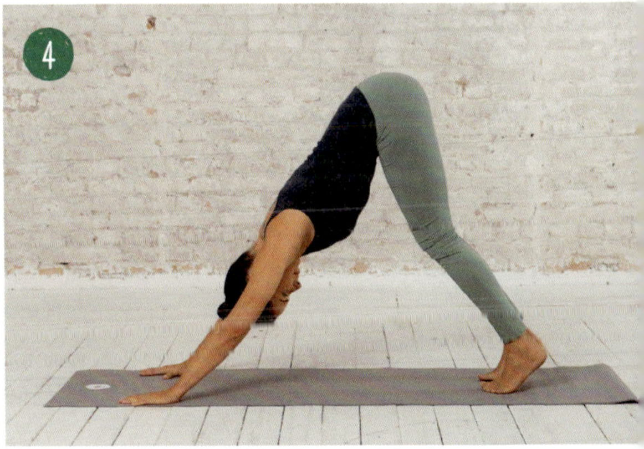

DER HUND, DER SICH RÄKELT

Die Haltung des Hundes regt die kraftvolle Bauchatmung an. Die Stützhaltung der Arme kräftigt den Herzmuskel. Wenn der Hund sich räkelt, baut sich weniger innerer Druck auf, und der Organismus kann sich besser an die Umkehrhaltung anpassen.

- Kommen Sie in den Vierfüßlerstand. Biegen Sie einatmend Ihren Rücken durch, heben Sie den Brustkorb und schauen Sie nach vorne. Ziehen Sie Ihre Schultern in die Breite und stellen Sie die Zehen auf.
- (1) Schieben Sie sich ausatmend mit dem Becken nach hinten und oben in den herabschauenden Hund.
- Verweilen Sie so für 5 Atemzüge. Räkeln Sie sich wohlig durch: im Becken, im Brustraum und im Schultergürtel. Lassen Sie Ihren Atem dabei fließen.
- Führen Sie die Knie nun zum Boden zurück und legen Sie die Fußrücken auf.
- Spüren Sie im Sitz nach. Wie wach, frisch und angeregt fühlen Sie sich jetzt?

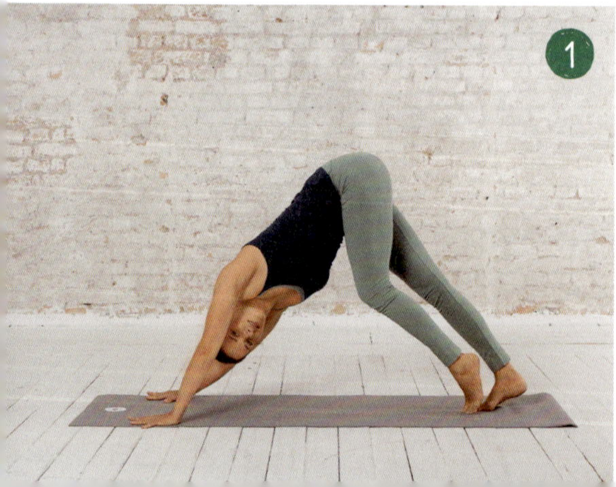
1

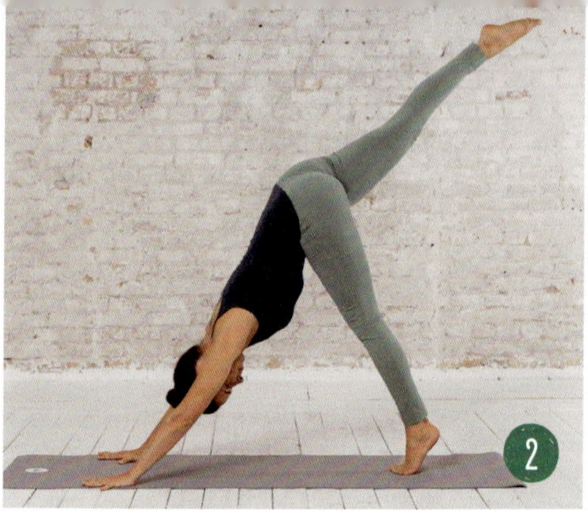
2

DER HUND, DER DAS BEIN HEBT

Durch das angehobene Bein wird der Blutrückfluss zum Herzen verstärkt.

- Kommen Sie in den Vierfüßlerstand. Biegen Sie einatmend Ihren Rücken durch, heben Sie den Brustkorb und schauen Sie nach vorne. Ziehen Sie Ihre Schultern in die Breite und stellen Sie die Zehen auf.
- (2) Schieben Sie sich ausatmend mit dem Becken nach hinten und oben in den herabschauenden Hund. Atmen Sie aus und heben Sie mit dem nächsten Einatmen Ihr rechtes Bein.
- Verweilen Sie so 3 bis 5 Atemzüge. Räkeln Sie sich im Schultergürtel durch und lassen Sie Ihren Atem fließen.
- Bringen Sie ausatmend den rechten Fuß zurück zum Boden, heben Sie einatmend das linke Bein und räkeln Sie sich 3 bis 5 Atemzüge wohlig in den Schultern.
- Führen Sie nun ausatmend erst den linken Fuß und dann die Knie zum Boden.
- Spüren Sie im Sitz nach. Wie wach, frisch und angeregt fühlen Sie sich jetzt?

KLEINE KRAFTHALTUNG – HUND – FLOW

Dieser Bewegungsablauf hebt den Blutdruck sehr schnell und effektiv an. Er belebt und erwärmt den ganzen Körper.

- Kommen Sie in den Vierfüßlerstand. Stellen Sie Ihre Hände schulterbreit und Ihre Knie hüftbreit auf. Arme und Oberschenkel liegen parallel nebeneinander.
- 1 Stellen Sie die Zehen auf und heben Sie einatmend Ihre Knie leicht vom Boden ab. Der Rücken bleibt durchgehend parallel zum Boden.
- 2 Schieben Sie Ihr Becken ausatmend nach oben und hinten und kommen Sie in die Haltung des Hundes. Dehnen Sie sich in den Achseln.
- Bringen Sie ausatmend Ihre Knie bis fast zum Boden und atmen Sie ein.
- Fahren Sie mit diesem Bewegungsablauf in Ihrem Atemrhythmus fort. Wechseln Sie insgesamt 6-mal zwischen der kleinen Krafthaltung und dem Hund.
- Spüren Sie der Übung im Sitzen nach. Wie warm, angeregt und wach fühlen Sie sich jetzt?

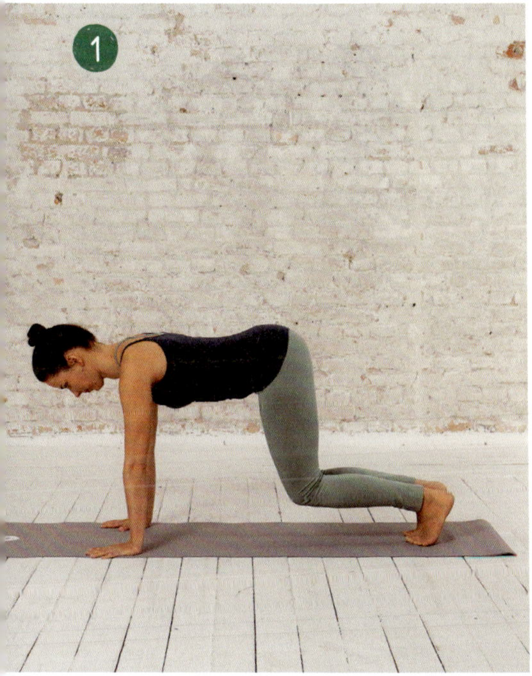

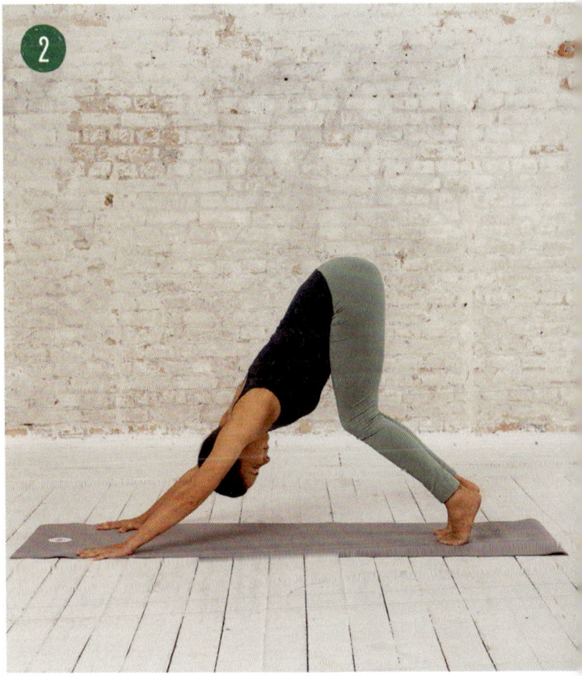

DIE ATEMKRAFT STÄRKEN

Das Zwerchfell ist unser Hauptatemmuskel, der den Bauch- vom Brustraum trennt. Beim Einatmen zieht es sich zusammen und senkt sich ab, sodass sich der Lungenraum ausdehnt, beim Ausatmen entspannt es sich wieder.

DIE ATEMFÜLLE HALTEN

Die permanente Abwärts- und Aufwärtsbewegung im Atemrhythmus wirkt wie eine Pumpe und sorgt dafür, dass venöses Blut aus den Beinen und dem Unterleib zum Herzen zurückgeführt wird. Wenn Sie tief atmen, stellen Sie durch die Intensivierung der Zwerchfellbewegung dem Herzen wieder genügend Blutvolumen zur Verfügung, sodass es den normalen Blutdruck halten kann. Sie können die Übung auch im Sitzen und im Stehen machen. Sie hilft schnell, wenn Ihr Blutdruck gerade absackt.

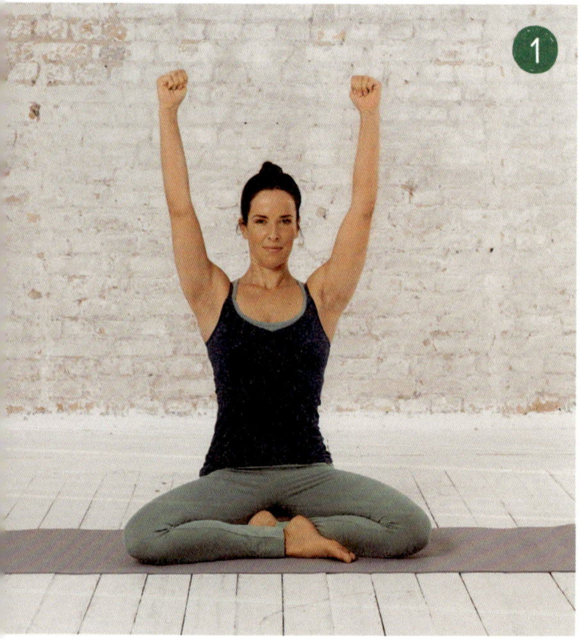

- Kommen Sie in einen bequemen Sitz Ihrer Wahl. Achten Sie darauf, dass Sie ausreichend Platz haben, um die Arme nach oben auszustrecken.
- 1 Atmen Sie tief und kraftvoll ein und heben Sie dabei die Arme Richtung Decke. Ballen Sie die Hände zu Fäusten und halten Sie die Atemfülle so lange, wie es Ihnen angenehm ist.
- Öffnen Sie die Fäuste und führen Sie ausatmend die Arme wieder nach unten.
- Wiederholen Sie dies 6-mal. Versuchen Sie jedes Mal ein wenig länger in der Atemfülle zu verweilen.
- Spüren Sie dann im Sitz nach. Fühlen Sie, wie das Halten in der Atemfülle Sie aktiviert und angeregt hat?

SONNENATMUNG (SURYA BHEDANA)

Diese Atemlenkung nutzt die Erkenntnis, dass das Einatmen über den rechten Nasengang den anregenden Ast des vegetativen Nervensystems aktiviert, wodurch sich Herzschlag und Blutdruck leicht erhöhen.

- Kommen Sie in einen aufrechten und bequemen Sitz. Beugen Sie den Zeige- und Mittelfinger der rechten Hand nach innen.
- Atmen Sie ruhig und tief ein. Schließen Sie das rechte Nasenloch mit dem Daumen und atmen Sie links aus.
- Schließen Sie das linke Nasenloch mit der Kuppe des Ringfingers und atmen Sie rechts ein.
- (1) Schließen Sie das rechte Nasenloch mit dem Daumen und atmen Sie links aus.
- Fahren Sie damit fort, rechts einzuatmen und links auszuatmen. Stellen Sie sich vor, rechts warme, anregende Sonnenenergie einzuatmen und diese in die ruhige, linke Mondseite zu verströmen, bis Ihr ganzes System wieder ausgeglichen ist.
- Wenn Sie merken, dass Ihr Arm ermüdet oder Sie sich ausgeglichen fühlen, beenden Sie diese Atemübung und spüren Sie noch eine Weile im Sitz nach. Fühlen Sie sich jetzt wacher und klarer?

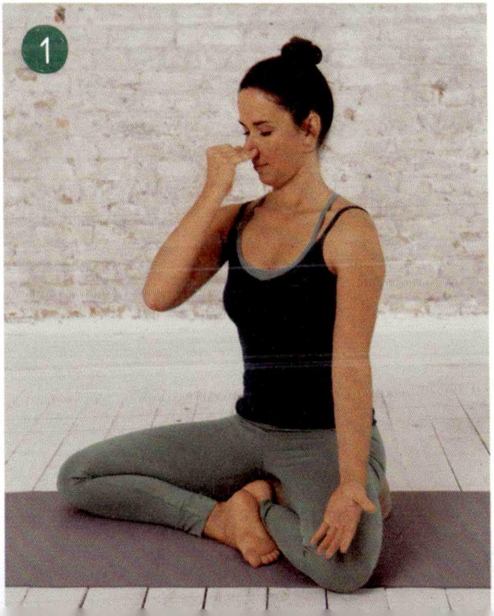

FEUERATMUNG (AGNI PRANAYAMA)

Bei der Feueratmung, bei der vor allem die Bauchdecke aktiv ist, machen Sie Geräusche wie ein Blasebalg. Sie wirkt im ganzen Organismus intensiv aktivierend, belebend und erwärmend.

- Kommen Sie in einen aufrechten und bequemen Sitz Ihrer Wahl. Verwurzeln Sie sich ganz tief über die Beine und das Becken im Boden.
- Atmen Sie entspannt und lauschen Sie dem Kommen und Gehen des Atems.
- Beginnen Sie nun, in gleicher Intensität, schnell und rhythmisch durch die Nase ein- und auszuatmen.
- Bei jeder Ausatmung, ziehen Sie den Nabel bewusst etwas ein, bei jeder Einatmung entspannen Sie die Bauchdecke. Finden Sie Ihren Rhythmus und schwingen Sie sich mehr und mehr in die Atembewegung des Feueratems ein.
- Machen Sie die Feueratmung für 1 Minute und steigern Sie sich allmählich bis auf 5 Minuten. Spüren Sie im Sitz nach.

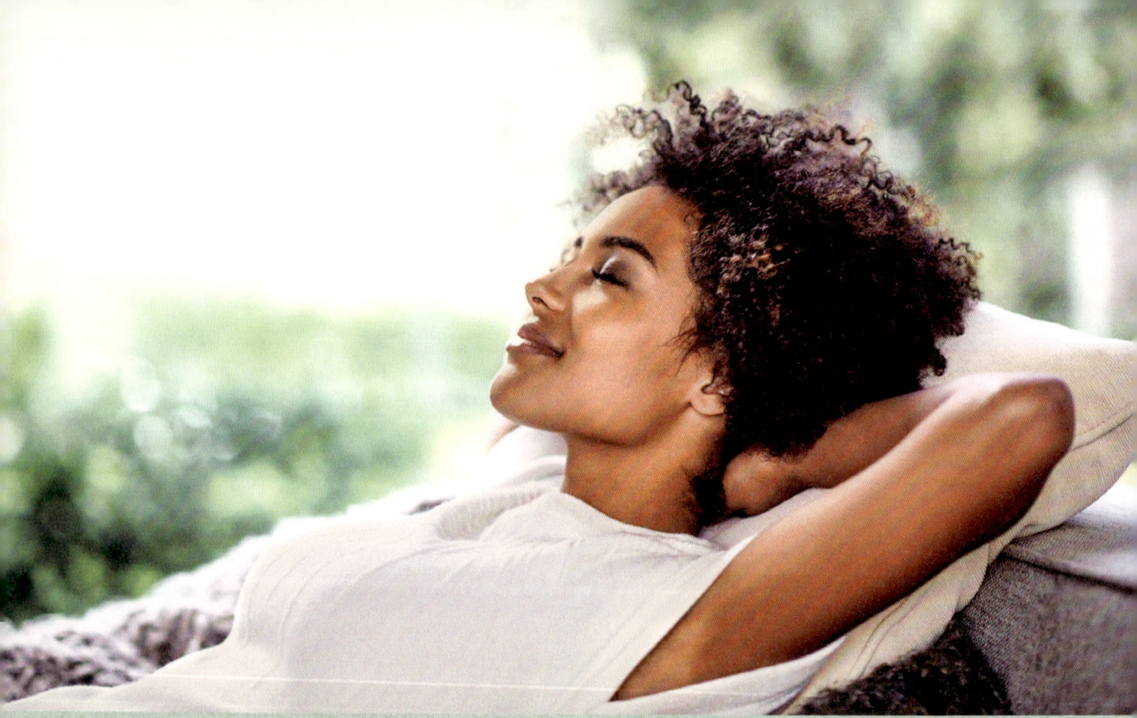

ERSCHÖPFUNG, DEPRESSIVE STIMMUNG & BURN-OUT

Immer mehr Menschen in unserer auf Leistung ausgerichteten Welt erfahren früher oder später, dass ihre körperlichen und mentalen Ressourcen begrenzt sind. Schleichend setzt dann eine Erschöpfung ein, die so gar nicht in unsere vollen Terminkalender passt. So wie wir es schon als Kinder gelernt haben, nutzen wir dann unsere Willenskraft, um unseren müden Körper dazu zu bringen, das Pensum dennoch zu schaffen. Besonders gefährdet sind dabei jene Menschen, die sich selbst besonders gut motivieren und antreiben können, denn sie sind oft Meister der Selbstausbeutung!
In einer Gesellschaft, in der die anfallenden Aufgaben täglich wachsen, die Menschen aber immer älter und (bezogen auf die Bevölkerungszahlen) immer weniger werden, leben viele von uns ständig über ihre Kräfte und steuern damit unmerklich, aber sicher

auf einen Burn-out hin. Wissenschaftliche Studien haben gezeigt, dass Patienten mit Burn-out meist schon länger unter einem chronischen Erschöpfungssyndrom litten. Wenn wir dem nicht entgegensteuern, droht uns mit dem Burn-out eine Erkrankung, deren Symptome oft jahrelang (!) anhalten. Da die Betroffenen merken, dass sie in diesem Fall selbst mit dem gewohnten und scheinbar bewährten Einsatz ihrer Willenskraft nichts mehr bewirken können, leiden viele von ihnen auch noch an starken depressiven Verstimmungen, die die Heilung zusätzlich behindern.

Typische Symptome

An den folgenden Symptomen erkennen Sie, dass es zu viel ist, dass Sie so erschöpft sind, dass Sie eine Auszeit brauchen:

- ständige Erschöpfung, Energieverlust, Mangel an Konzentrationsfähigkeit, innere und muskuläre Anspannung,
- Verdauungsstörungen, Kreislaufbeschwerden, Schlafstörungen, Anfälligkeit für Infekte aller Art, Verlust des Körpergefühls,
- Nervosität, innere Unruhe, Reizbarkeit und Unlust.

Schlechte Stimmung

Wenn wir uns erschöpft und permanent überfordert fühlen, dann drückt sich das auch in unserer Körperhaltung aus. Die Schultern sinken nach vorne, der Rücken rundet sich, die Wirbelsäule wird gekrümmt, und der Energielevel sinkt.

Körperliche und mentale Ursachen

Die wesentliche Ursache ist der gesellschaftliche Konsens, dass wir immer mehr in immer kürzerer Zeit schaffen sollen. Das führt zwingend zu chronischer Überarbeitung, die uns körperlich und geistig erschöpft.
Die Empfindung, einem ständig wachsenden äußeren Druck ausgeliefert zu sein, erschafft uns anhaltenden Stress, der vor allem noch dadurch genährt wird, wenn wir wissen, dass wir an den äußeren Anforderungen nichts ändern können.
Stress, der uns langfristig krank macht, erschaffen und erhalten wir auch durch zu hohe Erwartungen an uns selbst, durch Perfektionismus und den damit verbundenen Zwang zu einer ständigen Selbstoptimierung. Eingefangen in solche äußeren und inneren Tretmühlen, können wir nicht mehr abschalten, sind ruhelos, nervös, dünnhäutig und schlafen schlecht.

Chronischer Stress

Die Ursache ist chronischer Stress. Die Evolution hat uns so geschaffen, dass unser vegetatives Nervensystem eigentlich sehr gut mit Stress umgehen kann, denn er bewirkt ja, dass wir in Notfällen unsere Kampf- und Fluchtreflexe aktivieren können. Wenn

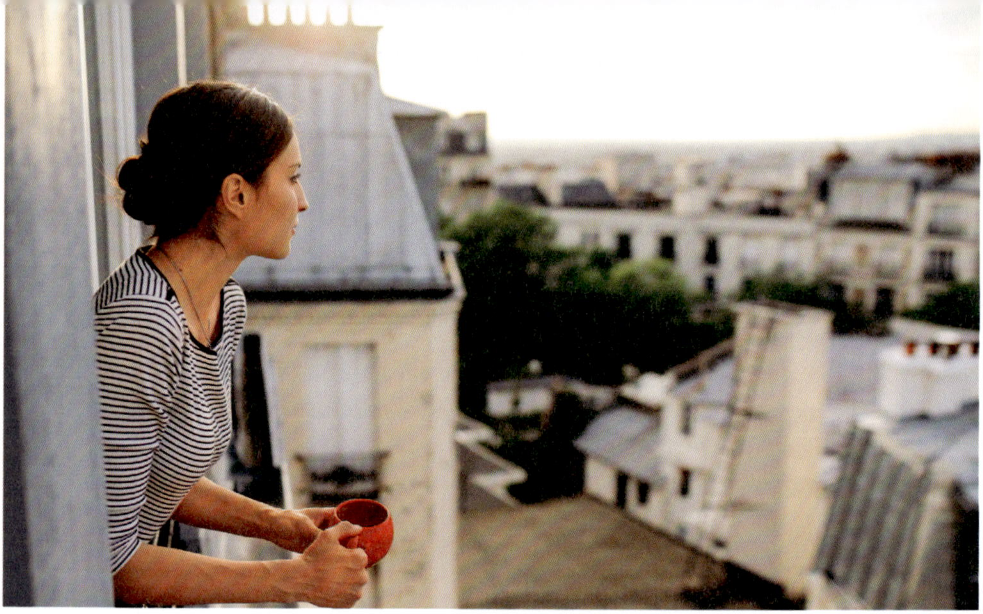

Machen Sie regelmäßig kleinere Pausen. Trinken Sie Ihre Tasse Tee nicht einfach nebenbei, während Sie arbeiten, sondern stehen Sie auf, wechseln Sie den Ort und genießen Sie ganz bewusst.

jedoch die Situationen, die wir als gefährlich erachten und die uns unter Druck bringen, gar nicht mehr aufhören, weil wir uns zum Beispiel zusätzlich auch noch ständig inneren Druck machen, dann kann sich unser Nervensystem und damit unser Organismus nicht mehr erholen und regenerieren. In der Folge werden alle Organsysteme unseres Organismus geschwächt, ganz besonders jedoch unser Immunsystem.

Was Sie im Alltag tun können

Lassen Sie die Erwartungen und Anforderungen anderer nicht so nah an sich herankommen. Sobald Ihre Emotionen zu sehr ins Spiel kommen, wird Ihr Geist an Klarheit verlieren. Dadurch entstehen leicht Fehleinschätzungen und Überreaktionen – und somit weiterer Stress.

Bleiben Sie in Bewegung – treiben Sie Sport. Die Stressforschung konnte zeigen, dass regelmäßige rhythmische Bewegung (wie Laufen, Schwimmen, Yoga-Flows) besonders gut geeignet ist, den Geist zu beruhigen und damit Stress abzubauen.

Planen Sie soweit wie möglich aktiv, kreativ und erfinderisch kleine Ruheoasen in Ihren Alltag ein. Das können zum Beispiel ganz kleine Dinge sein wie ein langsamer, achtsamer Gang zur Toilette, eine kleine Atemübung vor einem schwierigen Gespräch oder anstrengenden Meeting oder ein Mini-Spaziergang in der Mittagspause.

Stressbewältigung durch Achtsamkeit

Es konnte zweifelsfrei nachgewiesen werden, dass Achtsamkeit das beste Mittel ist, um die Auswirkungen von Stress zu mindern und langfristig resistenter gegen Stress zu werden. Es ist vor allem dem Molekularbiologen Jon Kabat-Zinn zu verdanken, dass uns heute ein Programm zur Verfügung steht, durch das man in nur acht Wochen Achtsamkeit entwickeln, einüben und stabilisieren kann. Es heißt MBSR (Mindfulness-Based Stress Reduction) oder Achtsamkeitsbasierte Stressreduktion und basiert auf dem Erlernen von Achtsamkeitsmeditation in Verbindung mit einem Bodyscann (bewusstes Wandern durch den Körper), Yoga und Atemübungen. Dabei steht das nicht-wertende Annehmen dessen, was gerade ist im Vordergrund. MBSR wird heute in vielen psychosomatischen Kliniken angeboten, um die Gesundheit erschöpfter oder depressiver Patienten nachhaltig zu verbessern.

AUS ANNAS ERFAHRUNGSSCHATZ

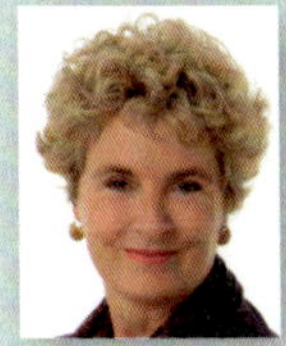

SO BLEIBEN SIE GELASSEN

- Nehmen Sie nicht alles so persönlich! Lernen Sie zu unterscheiden, wann Sie wirklich gemeint sind und wann jemand (der Chef, die Kollegin) seine eigenen Erwartungen und seinen eigenen Druck auf Sie projiziert. Diese Technik wird im Yoga **Entkoppeln** genannt.
- Meist ist Stress hausgemacht. Er hat seinen Ursprung in den meisten Fällen in unserem eigenen Denken und unseren eigenen Erwartungen. Sehr hilfreich ist es da, sich zu sagen: »Ich tu, was ich kann! So gut ich es kann! Natürlich gebe ich mein Bestes! Und das reicht!«
- Bedenken Sie: Sie haben ein Recht darauf, sich NICHT über alles zu ärgern! Wenn Sie unbedingt wollen, dann ärgern Sie sich. Aber Sie müssen es nicht! Diese innere Einstellung wird Ihnen helfen, zu mehr Gleichmut und innerer Gelassenheit zu finden.
- Je intensiver der Stress empfunden wird, desto unverzichtbarer ist Yoga! Am besten morgens, auch wenn es nur fünf Sonnengrüße sind, ein bis zwei Asanas und eine kleine Atemübung. Und vielleicht noch mal abends ein bis zwei Übungen, um dem Nervensystem zu helfen, die Anspannung wieder runterzufahren.

REGENERIEREN UND WIEDER ZU KRÄFTEN KOMMEN

Im Yoga wird der Atem als wichtigste Energiequelle angesehen. Die folgenden Übungen helfen Ihnen, Ihren Atem weit und nährend werden zu lassen.

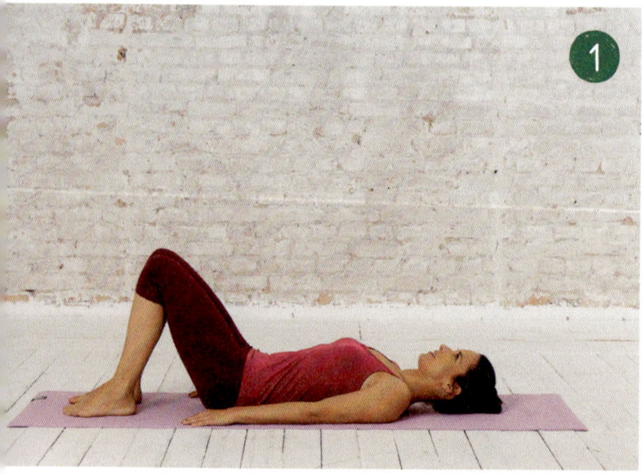

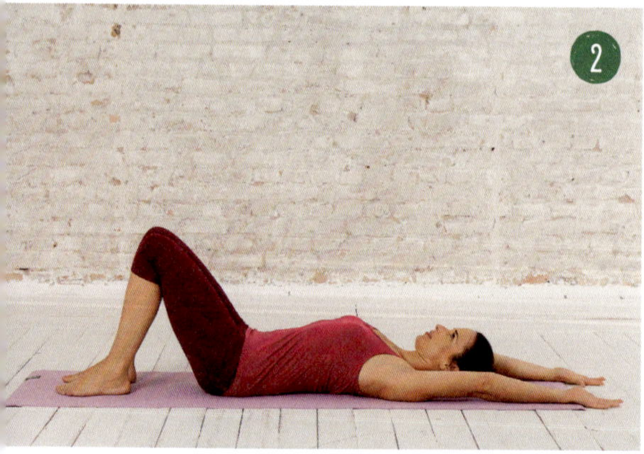

DEN ATEM VERTIEFEN

Die Synchronisation von Atem und Bewegung beruhigt und stabilisiert den Geist. Die Vertiefung des Atems hilft Ihnen, Ihre »Batterien wieder aufzuladen«.

- (1) Kommen Sie in die Rückenlage. Stellen Sie die Füße vor dem Becken auf.
- (2) Führen Sie einatmend Ihre Arme über oben nach hinten und legen Sie sie nach Möglichkeit ab.
- Führen Sie sie ausatmend wieder zurück neben den Körper.
- Fahren Sie damit im Rhythmus Ihres Atems für 2 bis 3 Minuten fort.
- Spüren Sie ganz bewusst, wie diese Vertiefung der Atmung Sie belebt und nährt.

INFO

WENN DER AKKU LEER IST

Bei totaler Erschöpfung sind die Übungen von Seite 40/41 ideal.

SCHULTERBRÜCKE MIT BAUCHATMUNG (DVIPADA PITTAM ASANA)

Die Schulterbrücke ist eine leichte Umkehrhaltung und aktiviert die Bauchatmung, die unser Nervensystem stärkt und stabilisiert.

- Kommen Sie in die Rückenlage und stellen Sie die Füße hüftgelenkbreit auf.
- (1) Drücken Sie kraftvoll mit den Fersen gegen oder in den Boden und heben Sie das Becken und den Rücken. Legen Sie Ihre Hände auf die Bauchdecke.
- Atmen Sie einatmend ganz bewusst unter die Hände. Ziehen Sie ausatmend Ihre Bauchdecke etwas nach innen.
- Verweilen Sie so 10 bis 15 ruhige Atemzüge lang.
- Um die Haltung zu verlassen, rollen Sie den Rücken langsam zum Boden zurück.
- Spüren Sie anschließend in der Rückenlage nach. Als wie belebt und gekräftigt erfahren Sie jetzt Ihren Atem? Wie gut können Sie jetzt wieder durchatmen?

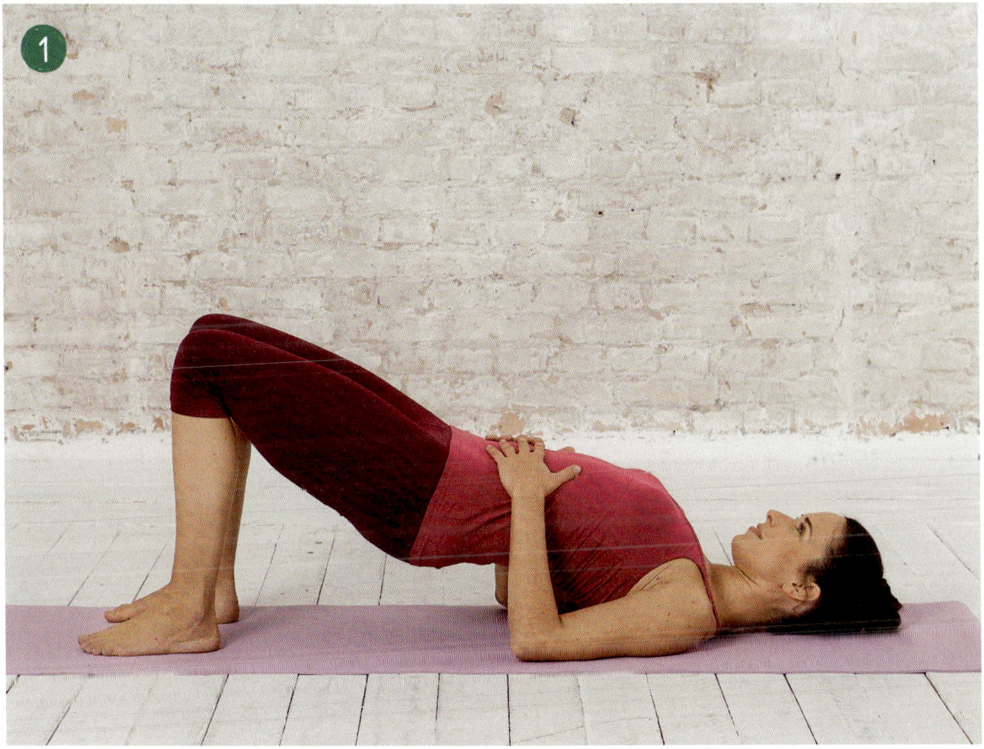

SICH ÖFFNEN UND SCHLIESSEN

Der regelmäßige Wechsel zwischen einer leichten Rück- und Vorbeuge und zwischen Ein- und Ausatmung hilft, das vegetative Nervensystem wieder auszubalancieren und zu stabilisieren.

- Kommen Sie in den Kniestand. Legen Sie sich bei Bedarf eine zusammengefaltete Decke oder ein Kissen unter die Knie.
- (1) Heben Sie einatmend die Arme, den Brustkorb und den Blick, so weit wie es Ihnen angenehm ist.
- (2) Lassen Sie ausatmend das Becken nach hinten Richtung Fersen sinken, kreuzen Sie die Arme vor der Brust und schauen Sie nach innen.
- Wiederholen Sie diese beiden Haltungen im Rhythmus Ihres Atems. Werden Sie sich bewusst, wie angenehm es ist, zwischen dem Offenen und Weiten und dem Verschlossenen, Zurückgezogenen wechseln zu können.
- Spüren Sie in einem Sitz Ihrer Wahl nach. Fühlen Sie sich jetzt ausgeglichener?

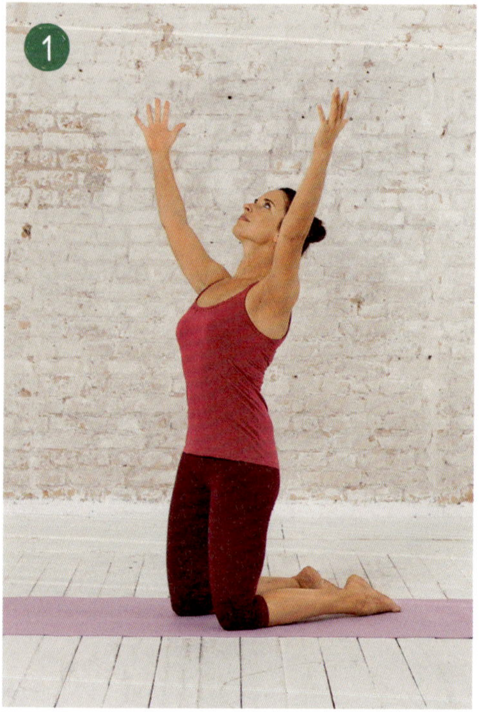

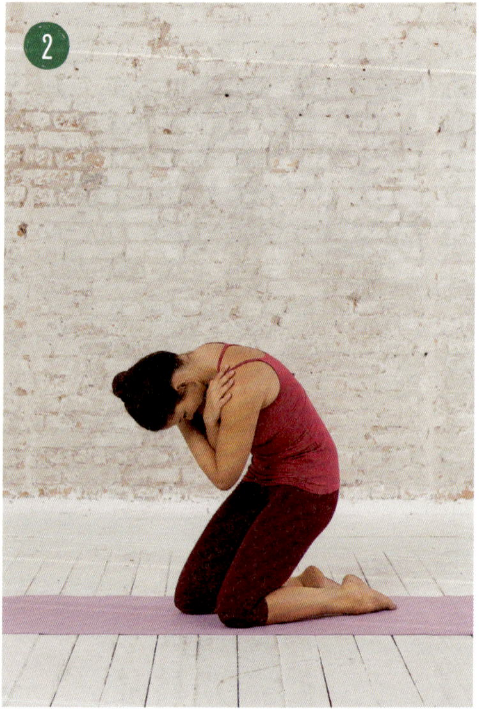

DEN PRANA ZUM STRÖMEN BRINGEN

Auch hilft der regelmäßige rhythmische Wechsel zwischen einer leichten Rück- und Vorbeuge und zwischen Ein- und Ausatmung das vegetative Nervensystem wieder auszubalancieren und zu stabilisieren.

- (1) Kommen Sie am vorderen Ende der Matte in den Stand, die Füße parallel zueinander und hüftbreit geöffnet. Atmen Sie ruhig aus.
- (2) Heben Sie einatmend die Arme. Schauen Sie Richtung Hände.
- (3) Führen Sie ausatmend die Arme über die Weite in die Tiefe. Kommen Sie so in die Vorbeuge, Blick Richtung Nabel.
- (4) Legen Sie dann Ihre Hände an die Schienbeine oder Knie. Biegen Sie einatmend Ihren Rücken durch und schauen Sie nach schräg vorne.
- (3) Lassen Sie ausatmend den Oberkörper sinken und kommen Sie in die Vorbeuge. Schauen Sie Richtung Nabel.
- (2) Führen Sie einatmend die Arme über die Weite in die Höhe. Richten Sie sich auf. Kommen Sie in die Rückbeuge. Schauen Sie Richtung Hände.
- (1) Senken Sie ausatmend die Arme über die Seiten. Schauen Sie nach vorne. Sie sind jetzt wieder in der Ausgangshaltung.
- Wiederholen Sie diesen Ablauf noch 4- bis 6-mal im Rhythmus Ihres Atems.
- Spüren Sie im Stand nach. Werden Sie sich bewusst, wie ausgeglichen, wach und gesammelt Sie sich jetzt fühlen.

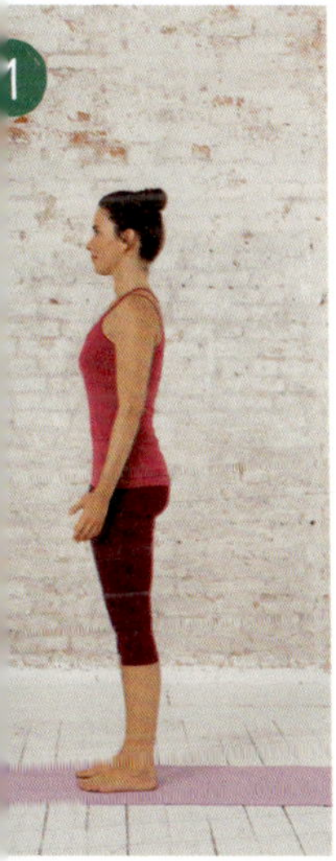

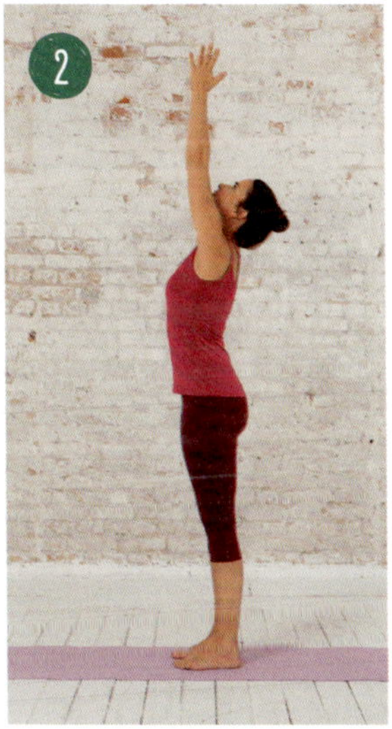

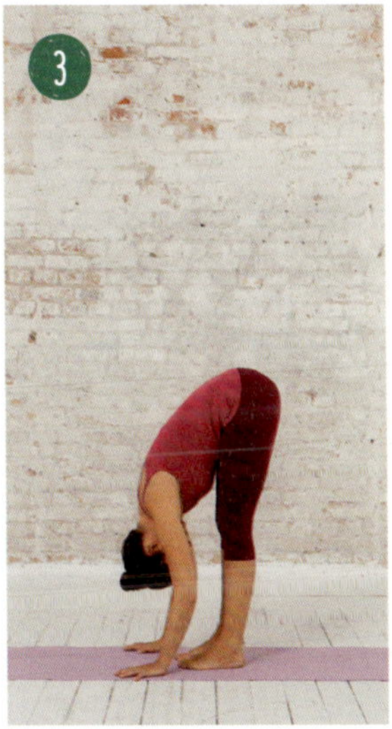

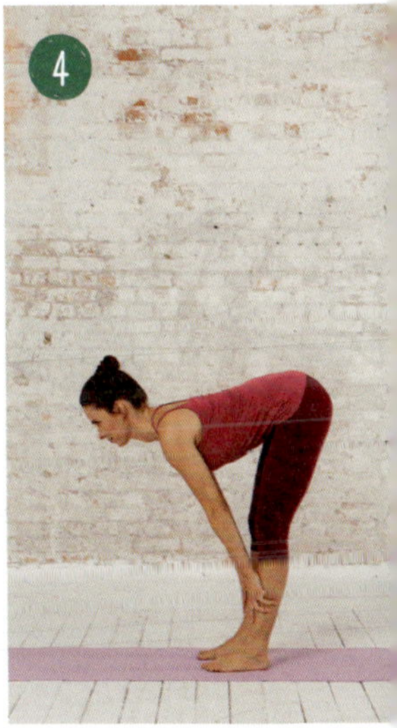

WECHSELATMUNG (NADI SHODHANA)

Bei dieser Form der Wechselatmung werden die Nasengänge abwechselnd aktiviert. Diese Lenkung des Luftstroms balanciert das vegetative Nervensystem sehr wirksam aus, denn der rechte Nasengang ist dem Sympathikus (anregender Ast des Vegetativums) und der linke Nasengang dem Parasympathikus (beruhigender Ast des Vegetativums) zugeordnet.

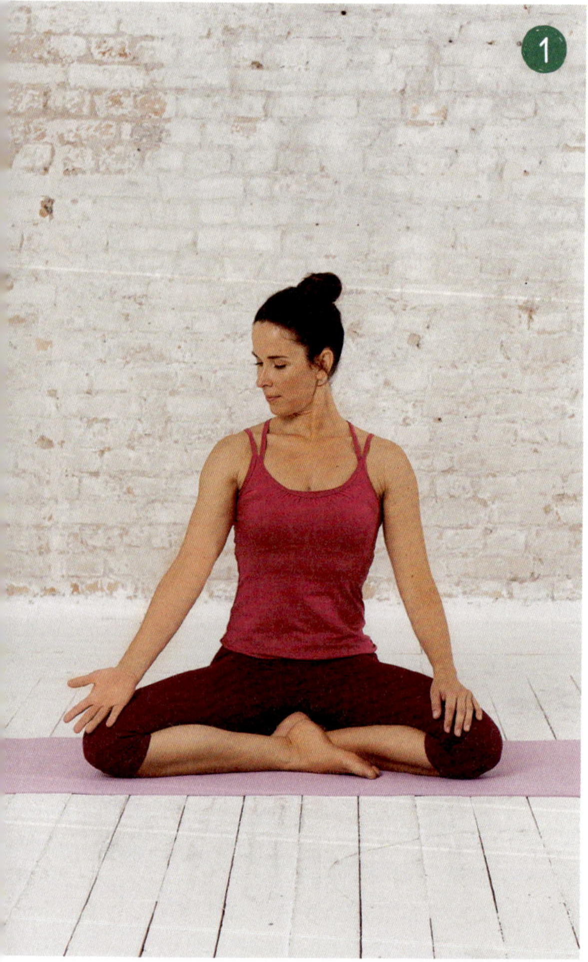

- Begeben Sie sich in einen bequemen und aufrechten Sitz Ihrer Wahl. Legen Sie die Hände so auf Ihre Knie oder Oberschenkel, dass Ihre Arme gestreckt und zugleich entspannt sind.
- Verbinden Sie sich mit Ihrem Atem, der über beide Nasengänge ein- und ausströmt, und entspannen Sie atmend mehr und mehr.
- Atmen Sie dann über beide Arme und Nasengänge ein und hoch bis zur Mitte der Stirn. Wenden Sie den Kopf ein wenig nach links und atmen Sie von der Mitte der Stirn über den linken Arm aus.
- 1 Atmen Sie über links wieder ein und drehen Sie den Kopf dabei zur Mitte zurück. Wenden Sie den Kopf etwas nach rechts und atmen Sie von der Mitte der Stirn über den rechten Arm aus.
- Fahren Sie damit fort: Atmen Sie auf einer Seite aus und wieder ein – Kopf drehen – atmen Sie aus und wieder ein – Kopf drehen und so weiter.
- Fahren Sie damit so lange fort, wie es Ihnen angenehm ist. Spüren Sie anschließend nach. Ist Ihr Geist ruhiger und wacher geworden? Konnten Sie wieder etwas mehr in Ihre Mitte kommen?

DIE STIMMUNG HEBEN

Asanas, die uns aufrichten und die Erfahrung von ruhiger Kraft vermitteln, wie Standhaltungen und Rückbeugen, sind die idealen Stimmungsaufheller.

HELD-VARIATION 1 (VIRABHADRASANA)

Der »Held« schenkt Kraft in den Beinen, Weite im Brustraum und Klarheit. Er hebt Ihre Stimmung und richtet Sie innerlich auf.

- Kommen Sie am vorderen Rand Ihrer Yogamatte in den aufrechten Stand. Die Beine sind hüftbreit geöffnet, die Füße stehen parallel zueinander.

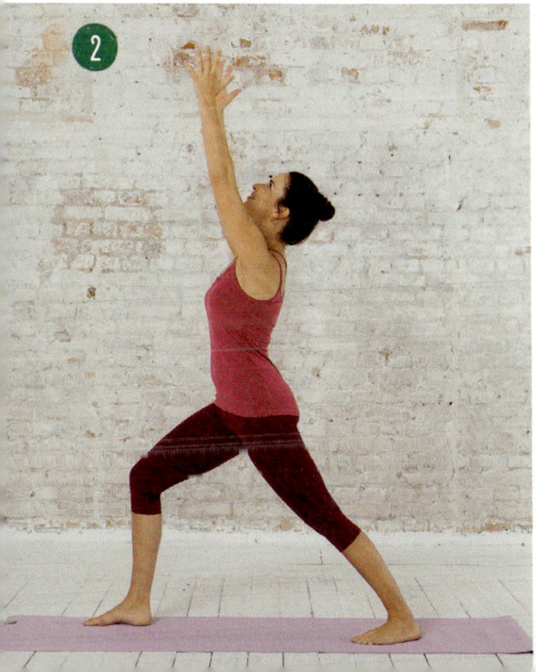

- Machen Sie mit dem linken Fuß einen großen Schritt nach hinten – die Beine bleiben hüftbreit geöffnet.
- Drehen Sie den linken Fuß etwa 10 Grad nach außen, strecken Sie das hintere Bein und schmiegen Sie die Außenkante der Ferse fest an den Boden.
- (2) Atmen Sie ein, während Sie das rechte Bein beugen und achten Sie darauf, dass Sie das Knie eher etwas nach außen führen. Heben Sie gleichzeitig Ihre Arme in einem weiten Bogen über vorne zu den Seiten und nach oben.
- Heben Sie Ihr Brustbein und erleben Sie die Öffnung und Weite im Brustraum.
- Verweilen Sie so für 6 tiefe Atemzüge in dieser Position.
- Um die Haltung zu verlassen, ziehen Sie den linken Fuß nach vorne neben den rechten Fuß.
- Wiederholen Sie die Haltung, indem Sie mit dem rechten Fuß einen großen Schritt nach hinten machen …
- Spüren Sie nach? Können Sie wieder besser durchatmen? Fühlen Sie sich wieder aufgerichtet und innerlich gestärkt?

HELD-VARIATION (VIRABHADRASANA) & HUND (ADHO MUKHA SVANASANA)

Dieser fließende Bewegungsablauf aus einer intensiven aktiven Dehnung des Brustkorbs im »Helden« und einer intensiven passiven Dehnung der Achseln und Flanken im »Hund« lässt Sie wieder auf- und durchatmen. Beide Asanas stärken die Aufrichtemuskulatur im Rücken und verleihen Kraft.

- Kommen Sie in der Mitte einer rutschfesten Unterlage in den Kniestand.
- Machen Sie mit dem linken Fuß einen großen Schritt nach vorne. Lassen Sie Ihr Becken nach vorne und unten sinken. Achten Sie darauf, dass der linke Unterschenkel in etwa senkrecht steht. (Wenn nötig nehmen Sie dazu den linken Fuß weiter nach vorne.)
- (1) Legen Sie beide Hände auf Ihr linkes Knie. Heben Sie Ihr Brustbein an und erleben Sie die Öffnung und Weite, die im Brustraum entstanden ist.
- Verweilen Sie für 5 ruhige und tiefe Atemzüge in dieser Position.
- (2) Stellen Sie beide Hände seitlich neben dem linken Fuß auf. Schieben Sie Ihr Becken nach hinten und oben und stellen Sie dann den linken Fuß neben den rechten. Kommen Sie so in den Hund. Halten Sie beide Beine leicht angebeugt und räkeln Sie sich genüsslich in alle Richtungen. Dehnen Sie sich besonders in den Ach-

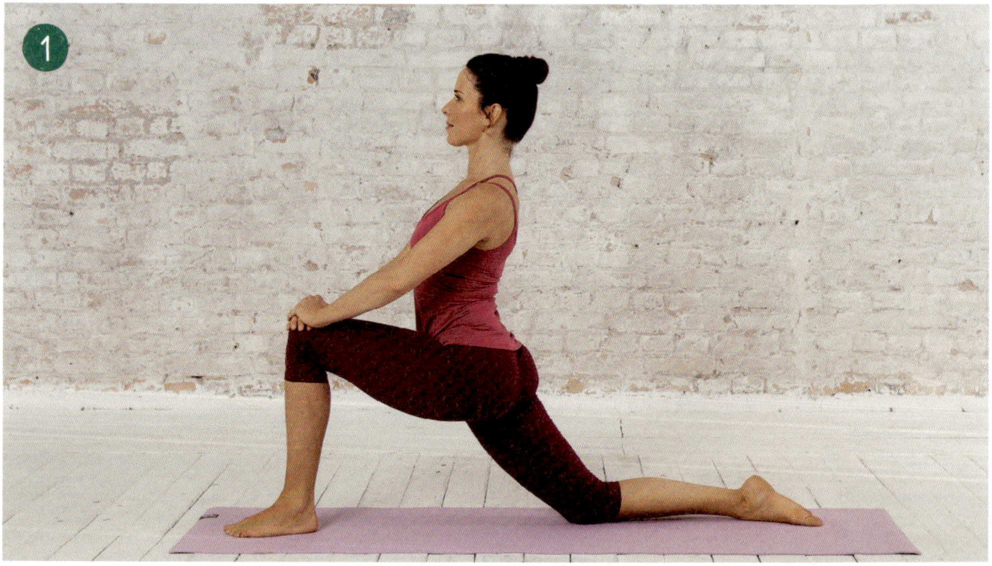

seln. Verweilen Sie so für 5 ruhige und tiefe Atemzüge.

- Bringen Sie mit so vielen Schritten, wie Sie brauchen, Ihren rechten Fuß nach vorne zwischen die Hände. Machen Sie mit dem linken Fuß einen weiten Schritt nach hinten, lassen Sie Ihr linkes Knie behutsam zu Boden sinken und legen Sie den Fußrücken auf. Lassen Sie Ihr Becken nach vorne und unten sinken. Achten Sie darauf, dass der rechte Unterschenkel in etwa senkrecht steht. (Wenn nötig nehmen Sie dazu den rechten Fuß weiter nach vorne.)
- Legen Sie beide Hände auf das rechte Knie. Heben Sie Ihr Brustbein und erleben Sie wieder die Weite im Brustraum.
- Verweilen Sie für 5 ruhige und tiefe Atemzüge in dieser Position.
- Kommen Sie dann noch einmal in den Hund und dehnen Sie Schultern, Brustkorb und Achseln noch einmal einige Atemzüge genüsslich durch.
- Wandern Sie dann mit beiden Füßen Schritt für Schritt nach vorne zwischen Ihre Hände in die Vorbeuge. Richten Sie sich langsam Wirbel für Wirbel auf und spüren Sie nach.
- Wie erleben Sie sich nach der Übung? Spüren Sie eine Veränderung? Wie tief und kraftvoll ist Ihr Atem geworden? Hilft Ihr Atem Ihnen dabei, sich in Leichtigkeit und Würde wieder aufzurichten?

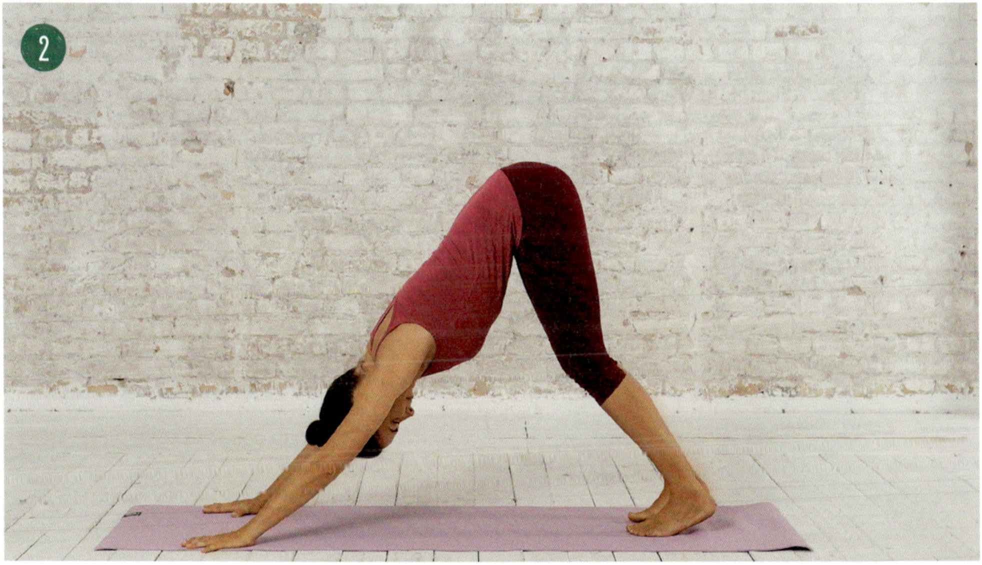

BAUM (VRIKSHASANA)

Der Baum steht für Verwurzelung, für die ruhige Kraft seines Stammes, der viel aushält, und seine Fähigkeit, mit seinen Ästen weit in den Himmel hineinzuwachsen. Ein Baum kann blühen und Früchte tragen, er ist widerstandsfähig und belastbar. Verbinden Sie sich in diesem Asana innerlich mit dem Bild dieses Symbols.

- Stellen Sie sich auf Ihre Yogamatte. Verlagern Sie das Gewicht auf Ihr bevorzugtes Standbein. Schmiegen Sie den Großzehenballen an den Boden und drücken Sie die Außenkante der Ferse in den Boden, sodass die Hüfte des Standbeins sich wieder zur Mittelachse hin verlagert und das Becken sich in der Mitte aufrichtet. Verwurzeln Sie sich über den Fuß Ihres Standbeins in die Tiefe und Breite.

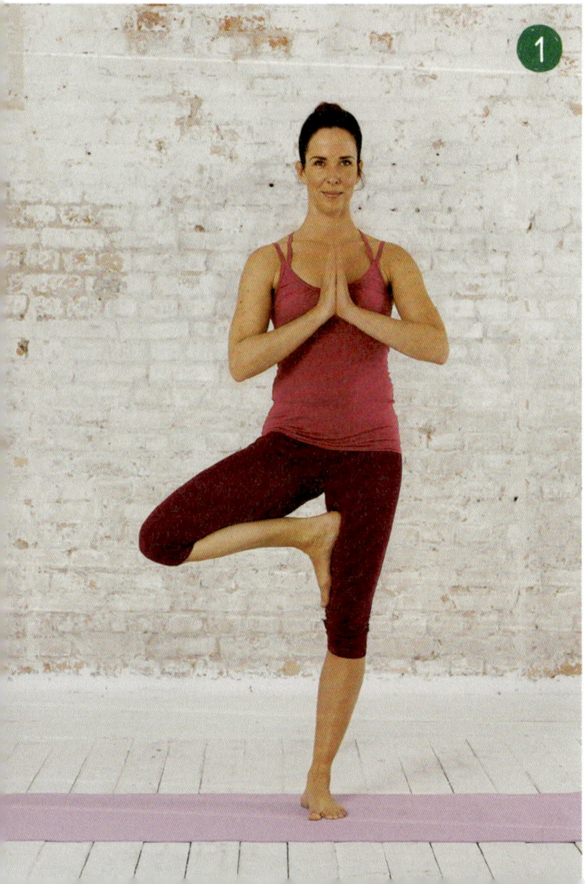

- Heben Sie den Fuß Ihres Spielbeins und setzen Sie ihn an die Innenseite des Knies oder Oberschenkels. Üben Sie Druck mit der Fußsohle aus und drücken Sie mit dem Bereich des Standbeins, an dem Ihr Fuß anliegt, kraftvoll zurück. So verhindert Sie, dass der Fuß abrutscht.
- (1) Legen Sie die Handflächen aneinander in die Grußhaltung und lassen Sie die Schultern nach unten und außen sinken. Vielleicht können Sie auch die Arme seitlich nach oben strecken oder die Hände in der Grußhaltung über dem Kopf halten.
- Verweilen Sie so ruhig atmend. Verbinden Sie sich mit dem Bild des Baumes, der gut verwurzelt stabil steht. Verbinden Sie sich mit der Vorstellung von Weite und Licht im Himmelsraum über Ihnen.
- Wenn Sie merken, dass Ihr Standbein ermüdet, stellen Sie den Fuß zum Boden zurück. Nach einer kurzen Pause wechseln Sie auf das andere Bein als Standbein.
- Spüren Sie anschließend in der Haltung des Berges nach und bleiben Sie der Verwurzelung und der inneren Ausrichtung an der vertikalen Achse verbunden.

ZURÜCK IN DIE KRAFT FINDEN

Asanas mit leichten Rückbeugen, bei denen einen der Boden gleichzeitig spürbar trägt, sind ideal, um »die Batterien wieder aufzuladen«.

DIE KATZE STRECKT IHR BEIN (CAKRAVAKASANA VARIANTE)

Diese Übung stärkt Ihren Rücken fast wie nebenbei – spürbar und nachhaltig.

- Kommen Sie in den Vierfüßlerstand. Stellen Sie die Knie unter die Hüftgelenke und die Hände etwas weiter nach vorne.
- 1 Strecken Sie einatmend Ihr rechtes Bein – vom Nabel aus – weit nach hinten und oben. Strecken Sie – ebenfalls vom Nabel aus – den linken Arm weit nach vorne und schauen Sie zur linken Hand.
- 2 Ziehen Sie sich ausatmend im Nabelbereich zusammen. Senken Sie den Kopf, runden Sie den Rücken zu einem Katzenbuckel und ziehen Sie den linken Ellenbogen und das rechte Knie zusammen.
- Fahren Sie nun fort, im Rhythmus Ihres Atems das rechte Bein und den linken Arm zu strecken, wieder zusammenzuziehen und so weiter – immer mit dem Gefühl, dass beide Bewegungen in Ihrer Leibesmitte entspringen.
- Nach etwa 6 Mal halten Sie inne und wiederholen Sie die Bewegung mit dem linken Bein und dem rechten Arm.
- Spüren Sie anschließend für einige Atemzüge in einem Sitz Ihrer Wahl nach. Spüren Sie die Aufrichtung und die Kraft in Ihrem Rücken?

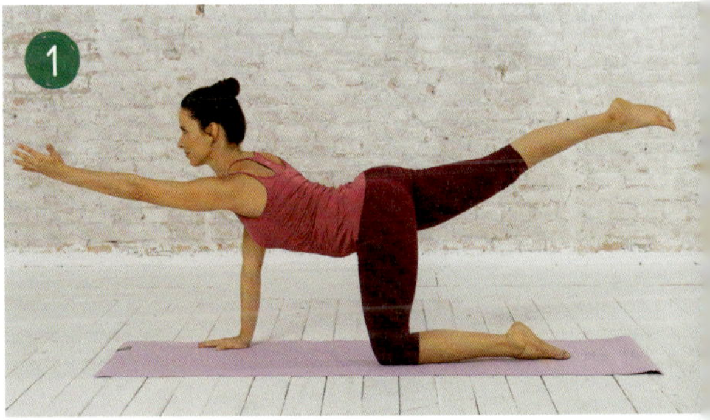

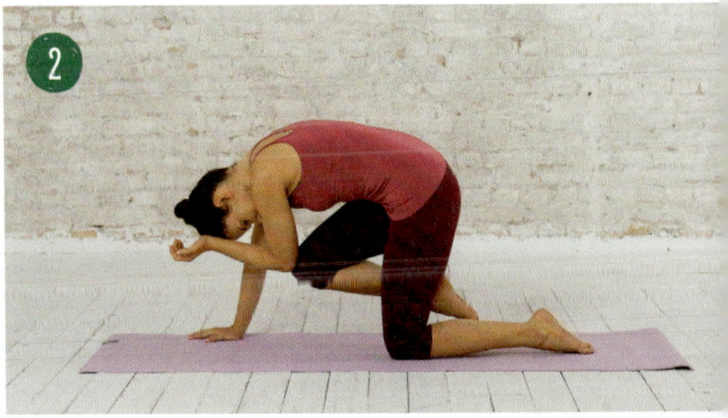

DIE KOBRA (BHUJANGASANA)

Mit der »Kobra« können Sie sich selbst den Rücken stärken. Durch die Rückbeuge und die Betonung der Einatmung wirkt sie kräftigend und stimmungsaufhellend.

- Kommen Sie in die Bauchlage. Grätschen Sie die Beine leicht, damit Sie die Leisten an den Boden schmiegen können.
- Stellen Sie die Hände unter die Schultern, sodass die Finger nach vorne weisen.
- Streben Sie vom Nabel aus weit über die Beine nach hinten – strecken Sie diese.
- (1) Heben Sie ein- oder ausatmend Oberkörper und Kopf aus der Kraft des Rückens. Nutzen Sie die Auflageflächen von Unterbauch und Oberschenkeln, um sich vom Boden wegzudrücken, wie eine Kobra, die sich aufrichtet. Die Hände bleiben weitgehend unbelastet!
- Finden Sie eine Kopfstellung, in der Ihr Nacken sich wohlfühlt.
- Verweilen Sie so während einiger ruhiger Atemzüge und spüren Sie die Kraft Ihres Rückens, die Sie in der Aufrichtung hält.
- Kommen Sie langsam in die Bauchlage zurück und spüren Sie nach. Spüren Sie die Kraft und Vitalität in Ihrem Rücken?

FEUERATEM (AGNI PRANAYAMA)

- Kommen Sie in einen aufrechten und bequemen Sitz Ihrer Wahl und verwurzeln Sie sich über die Beine und das Becken ganz tief in der Erde.
- Entspannen Sie Ihre Atmung und lauschen Sie ihrem Kommen und Gehen.
- (2) Beginnen Sie nun mit dem Feueratem. Atmen Sie dazu schnell und rhythmisch durch die Nase ein und aus.
- Immer wenn Sie aktiv ausatmen, ziehen Sie bewusst den Nabel etwas ein, immer wenn Sie aktiv einatmen, entspannen Sie die Bauchdecke. Finden Sie einen Rhyth-

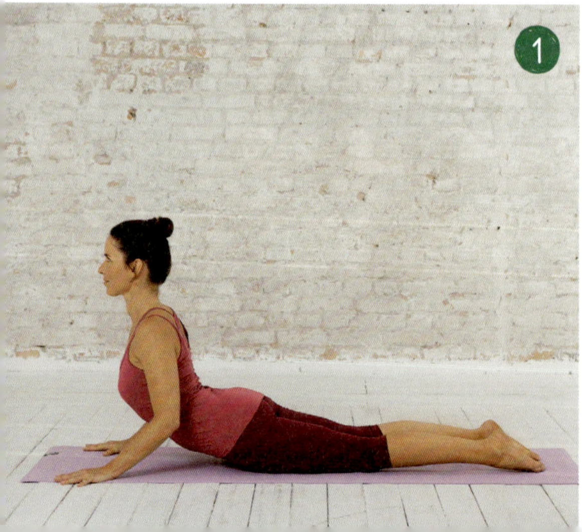

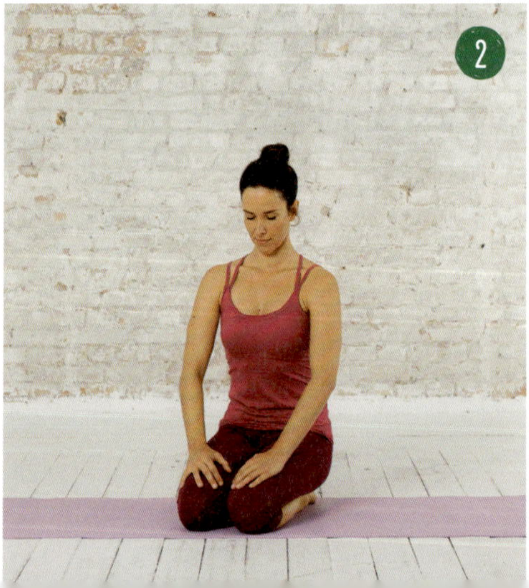

mus, in dem Sie ganz entspannt üben können, und schwingen Sie sich in die Blasebalgbewegung des Feueratems ein.

- Üben Sie so zuerst 1 Minute und allmählich 3 bis 5 Minuten. Schluss ist, wenn Sie bemerken, dass Ihre Bauchdecke ermüdet.
- Spüren Sie anschließend im Sitz noch eine Weile nach. Fühlen Sie, dass Sie jetzt wacher, klarer und ausgeglichener sind?

LICHTMEDITATION

Meditationen über das »Innere Licht« finden sich in allen wichtigen Yogatexten. Die Ausrichtung auf ein Licht, das weder von äußerem noch von innerem Leid berührt werden kann, kann uns helfen, den Geist umzustimmen, wenn er verdunkelt ist oder belastet von Problemen oder Zweifeln.

- Kommen Sie in einen bequemen Sitz und schließen Sie die Augen.
- Ziehen Sie sich zurück in Ihren inneren Raum und spüren Sie in Ihr Herz. Dort ist der Sitz Ihres inneren Lichts. Entspannen Sie Ihren Herzraum.
- Spüren Sie das ruhige und gleichmäßige Schlagen Ihres Herzens. Es ist immer für Sie da, auch dann, wenn Sie sich niedergedrückt und deprimiert fühlen.
- Stellen Sie sich nun ein Licht in Ihrem Innern vor. Betrachten Sie dieses unverletzliche Licht, das nichts und niemand jemals trüben kann. Es bleibt immer rein, unberührt und strahlend, denn es ist der Ausdruck Ihres innersten Wesens.
- (3) Verweilen Sie so lange in dieser Visualisierung, wie es Ihnen angenehm ist. Denken Sie immer wieder daran, dass es etwas in Ihnen gibt, das unverletzlich, heil und unzerstörbar ist. Stellen Sie sich vor, dass dieses Licht die Kraft hat, alle dunklen und belastenden Gedanken zu durchdringen und aufzuhellen. Spüren Sie, wie dieses Licht Ruhe, Frieden und Klarheit ausstrahlt, und lassen Sie sich davon mehr und mehr durchdringen.
- Um die Meditation zu beenden, vertiefen Sie Ihre Atmung bewusst. Öffnen Sie langsam Ihre Augen und spüren Sie nach. In welchem Maß hat Sie diese Visualisierung innerlich beruhigt und gestärkt?

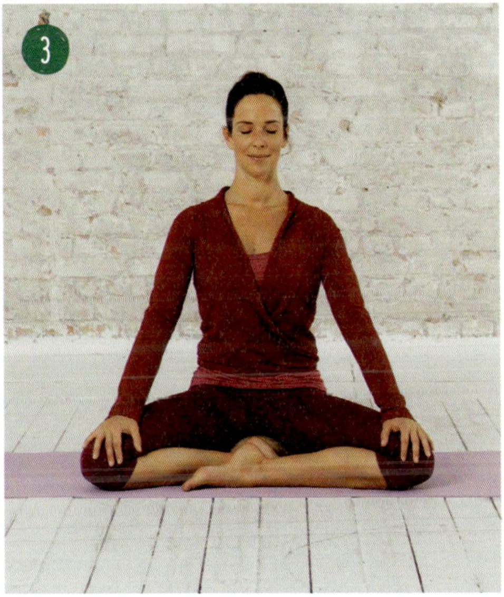

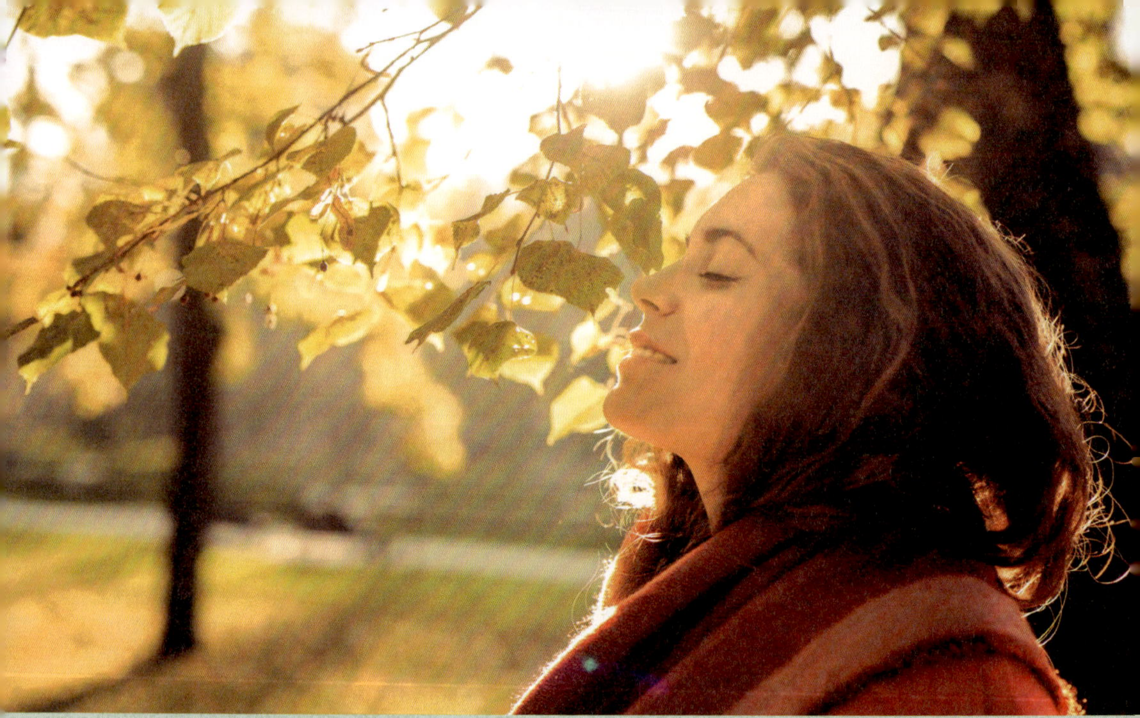

KOPFSCHMERZEN

Fast jeder Mensch kennt Kopfschmerzen, denn die Anforderungen des modernen Lebens belasten unsere Augen (und damit den Nacken) und Ohren immer. Uns »brummt der Schädel« oder »schwirrt der Kopf«, und manchmal »wissen wir gar nicht mehr, wo uns der Kopf steht«. Damit beschreiben wir äußerst plastisch, wie die vielen Sinnesreize, die uns umgegeben, unser Gehirn überlasten, sodass es mit Schmerz reagiert.

Die Schmerzforschung unterscheidet heute mehr als 200 Formen von Kopfschmerzen, die ganz unterschiedliche Ursachen haben, was eine Diagnose oft schwierig macht. Wissenschaftlich erwiesen ist, dass stetiger Konsum von Schmerztabletten alles nur schlimmer macht: Zum einen gibt es einen starken Gewöhnungseffekt, der bedingt, dass die Dosis der Medikamente (die oft unangenehme Nebenwirkungen haben) immer weiter gesteigert werden muss. In den Schmerzambulanzen beobachtet man, dass Medikamente, die eigentlich helfen sollen, nach einer bestimmten Zeit sogar zum Auslöser der Kopfschmerzen werden oder diese verschlimmern. Sie sollten Schmerzmittel daher nur begrenzt und gezielt einsetzen. Finden Sie heraus, was Ihnen Kopfschmerz bereitet und wie Sie die Ursachen abstellen können. Achtsamkeit und das Führen eines Schmerztagebuchs können helfen, den Schmerzauslösern auf die Spur zu kommen.

Typische Symptome

Bei Kopfschmerzen unterscheidet man grob drei Arten: Migräne, Spannungskopfschmerzen und Kopfschmerzen, die eine Folge bestimmter Erkrankungen oder Behandlungen sind.
Spannungskopfschmerzen sind am meisten verbreitet. Sie steigen oft vom Nacken auf, erfassen den ganzen Kopf und werden häufig als dumpfer, ziehender Druckschmerz beschrieben oder beispielsweise als »enger Ring um den Kopf«. Sie gehen fast immer mit starken Verspannungen der Muskulatur des Mundraums einher.
Migräneschmerzen sind dagegen fast immer einseitig. Sie sind pochend (im Rhythmus des Herzschlags) und gehen oft einher mit Übelkeit, Erbrechen, einer starken Abneigung gegen Licht und Geräusche und Lichterscheinungen (Aurasehen).

Wenn die Nebenhöhlen chronisch entzündet sind, können sie Kopfschmerzen verursachen, die im vorderen Teil des Kopfes sitzen. Sie sind meist dumpf oder pochend.

Körperliche und mentale Ursachen

Die Ursachen für Kopfschmerzen sind außerordentlich vielfältig, weswegen hier nur auf diejenigen eingegangen werden kann, die am häufigsten zu beobachten sind.
Ursache für **Spannungskopfschmerzen** sind oft chronische Verspannungen im Mund, den Kiefergelenken und in der Folge im Nacken. Sie entstehen etwa durch endloses Grübeln, durch Zeit- und Termindruck – also durch geistigen Stress. Auch die innere Einstellung kann eine Rolle spielen: »Da muss man die Zähne zusammenbeißen« oder sich »durchbeißen«. Solche Überzeugungen können viel Druck auf die Gelenke der Halswirbelsäule und so auf die in ihr verlaufende (Wirbel-)Arterie erzeugen, wodurch der gesamte Hinterkopf weniger gut durchblutet wird (▸ **siehe Seite 128**).
Für **Migräne** gibt es viele Ursachen, unter denen sich nur selten eine genau ausmachen lässt. Gesichert ist eine gewisse erbliche Disposition (oft in der Linie der Frauen der Herkunftsfamilie). Sehr häufig wird ein Zusammenhang zum Auftreten der Migräne mit Freizeit beobachtet, denn sie tritt überdurchschnittlich häufig am Feierabend, am

Wochenende und am Beginn der Ferien auf. In diesen Fällen handelt es sich um ein plötzliches Nachlassen großer mentaler und körperlicher Anspannung und damit einen so intensiven Wechsel zwischen den Ästen des vegetativen Nervensystems (▸ **siehe Seite 16–17**), dass der Körper ihn nicht angemessen auszugleichen vermag. Außerdem stehen eine Reihe von Nahrungs- und Genussmitteln im Verdacht, Migräne auszulösen, etwa Schokolade, Käse, Nüsse oder Rotwein.

Was Sie im Alltag tun können

- Sorgen Sie für Work-Life-Balance und steuern Sie dem unvermeidlichen Alltagsstress entgegen: zum Beispiel durch Minipausen, 1-Minuten-Yoga (entspricht 1 Übung), Spazierengehen oder Walken. Gehen Sie regelmäßig (mindestens 30 Minuten pro Tag) an die frische Luft.
- Trinken Sie Kaffee nur in Maßen! Ein Zuviel an Koffein macht Kopfschmerzen.
- »Lüften« Sie Ihren Kopf immer mal wieder durch. Sehr gut ist »Babbeln«, also einfach mal 5 Minuten hintereinander Worte ohne Sinn sprudeln lassen. Auch Seufzen oder Gähnen entlastet den Kopf.
- Trinken Sie genug! Oft entstehen Kopfschmerzen einfach deshalb, weil man seinem Körper nicht genügend Flüssigkeit zugeführt hat! Oft hilft dann ein großes Glas Wasser – und der Druck im Kopf geht weg.

AUS ANNAS ERFAHRUNGSSCHATZ

TIPPS GEGEN KOPFSCHMERZEN

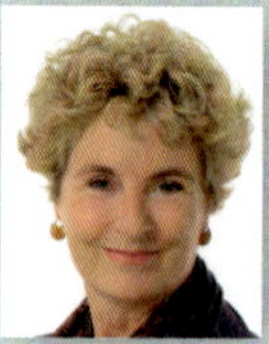

- Eine Kopfmassage wirkt Wunder. Sitzt Ihre Kopfhaut sehr fest, dann verschieben Sie diese sanft mit den Fingerkuppen. Das beruhigt.
- Wenn Sie viel am Bildschirm sitzen müssen, schauen Sie während des Arbeitens immer mal wieder kurz in die Ferne. Das entspannt die Augen und damit den Nacken – und den Kopf.
- Wenn Sie lange konzentriert arbeiten müssen, machen Sie immer mal wieder mit Ihrem Unterkiefer mahlende seitliche Bewegungen wie eine Kuh, die wiederkäut. Das entspannt die Muskeln und Faszien rund um die Kiefergelenke und damit die Muskeln, Gefäße und Nerven von Hals und Nacken.
- Achten Sie Ihre Pausen. Ihr Körper braucht sie, um sich zu erholen und zu regenerieren.

ENTSPANNUNGSÜBUNGEN

Da Stress häufigster Auslöser für Kopfschmerzen ist, dienen alle folgenden Übungen der Entspannung. Daher ist es besonders wichtig, dass Sie sich für diese Übungen ausreichend Zeit nehmen, am besten zum Ende eines Tages.

KOPFWICKEL

Diese Methode entwickelte der berühmte Yogalehrer und Therapeut B. K. S. Iyengar.

- Wickeln Sie sich eine etwa 12 Zentimeter breite, leicht elastische Binde – im Uhrzeigersinn und nicht zu fest – zuerst um die Stirn 1, dann um die Augen 2 und schließlich wieder um die Stirn 3.
- Behalten Sie den Kopfwickel für 15 bis 30 Minuten in einer der abgebildeten Entspannungshaltungen an.
- Nehmen Sie den Kopfwickel ab, aber bleiben Sie noch mindestens 5 Minuten mit geschlossenen Augen entspannt sitzen und genießen Sie diese Zeit, die Sie sich für sich selbst nehmen.

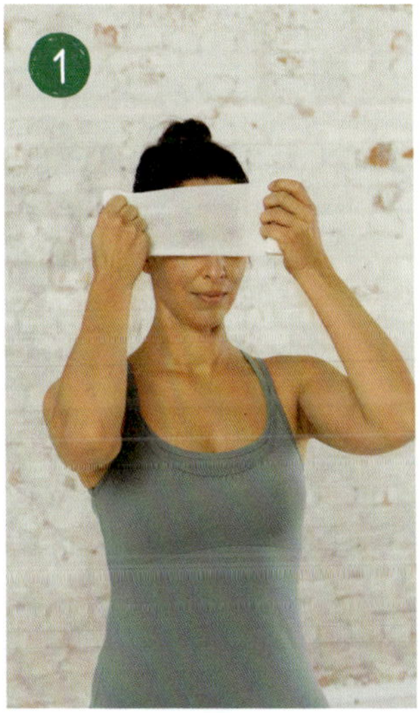

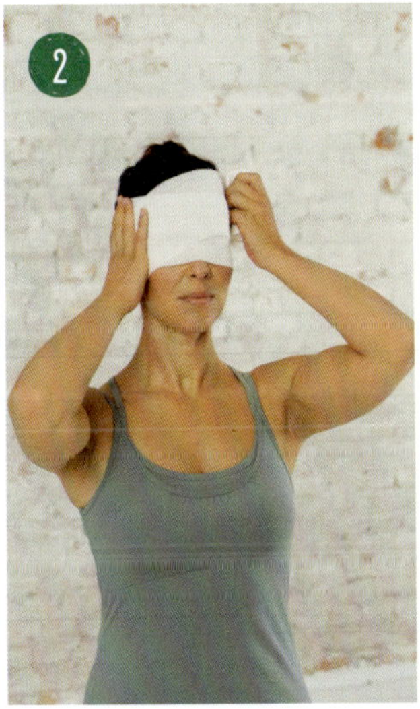

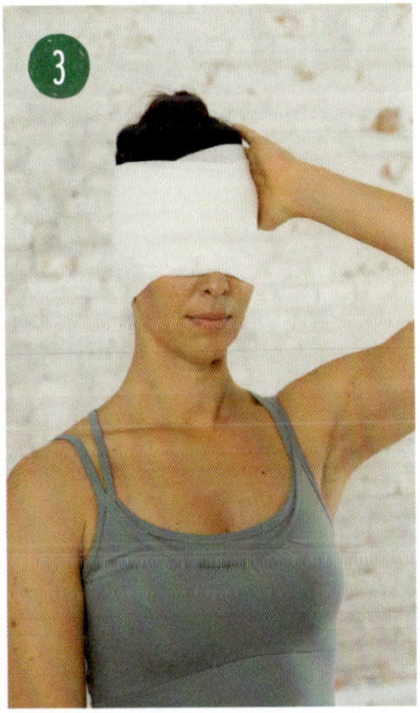

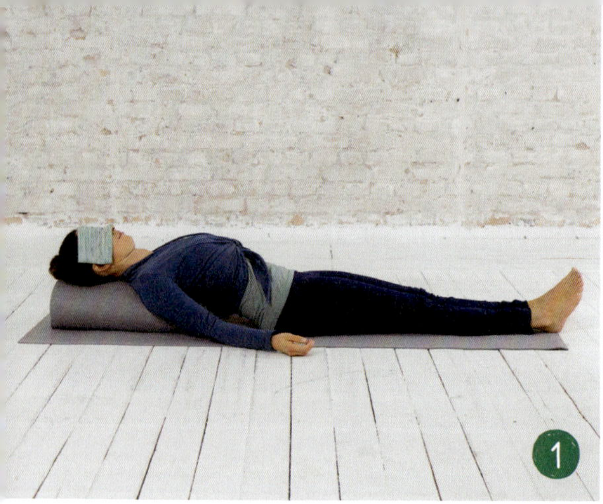

ENTSPANNUNGSHALTUNG I

Diese Ruhehaltung schenkt Ihnen das Gefühl von Weite und lässt Sie wieder durchatmen. Gleichzeitig hilft sie, den oberen Rücken, die Schultern und den Nacken zu entspannen.

- Legen Sie eine zusammengerollte feste Decke und ein Kissen auf Ihre Yogamatte. Halten Sie eventuell eine leichte Decke und eine Schlafbrille bereit oder machen Sie sich den Kopfwickel (▸ **siehe Seite 75**).
- **1** Lassen Sie sich auf diesem Polster nieder. Achten Sie darauf, dass Ihre Schultern gut nach außen und unten sinken können, dass Nacken und Kopf bequem liegen und dass die Deckenrolle Sie im unteren Rücken nicht drückt. Legen Sie die Arme bequem neben Ihrem Körper ab.
- Setzen Sie die Schlafbrille auf und decken Sie sich zu. Verweilen Sie so für mehrere Minuten und atmen Sie dabei tief und ruhig ein und aus.
- Wenn Sie die Haltung verlassen wollen, rollen Sie sich vom Polster herunter und spüren Sie in Rückenlage nach. Lösen Sie gegebenenfalls den Kopfwickel oder nehmen Sie die Schlafbrille ab und verweilen Sie noch eine Weile mit geschlossenen Augen im Sitzen.

ENTSPANNUNGSHALTUNG II

Diese Beinhaltung hilft besonders gut dabei, gestaute Energie aus dem Kopf Richtung Becken zu leiten.

- **2** Diese Entspannungshaltung gleicht der zuvor beschriebenen Übung, nur dass die Fußsohlen aneinanderliegen und die Knie nach außen sinken. Legen Sie sich zwei dicke Kissen unter die Knie und nutzen Sie eventuell einen Yogagurt, um die Beine entspannt zu halten.

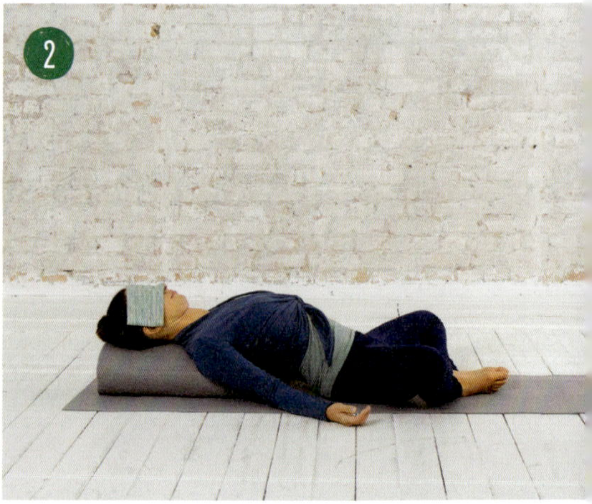

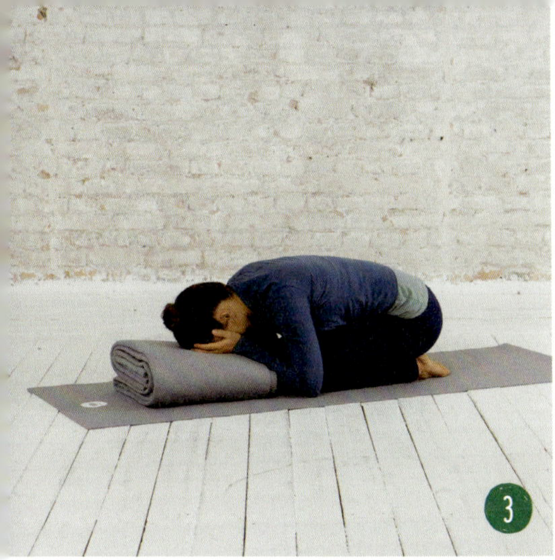

KINDHALTUNG MIT KISSEN

Da der Kopf erhöht liegt, können Sie diese Haltung auch üben, wenn der Kopf schmerzt. Sie entspannt den Geist und hilft Ihnen, wieder zur Ruhe zu kommen.

- Kommen Sie in den Fersensitz und legen Sie ein Meditationskissen vor sich hin.
- 3 Beugen Sie sich vor, legen Sie Ihr Gesicht in Ihre Hände und lassen Sie die Stirn auf das Kissen sinken oder legen Sie die Arme neben Ihrem Körper ab.
- Verweilen Sie so für 3 bis 5 Minuten. Richten Sie sich anschließend langsam auf und verweilen Sie noch einige Zeit mit geschlossenen Augen im Sitzen.

MIT EINEM SOFTBALL ENTSPANNEN

Durch die Übung mit dem Softball entspannen Sie schnell und verlässlich Ihren Geist.

- Kommen Sie in die Rückenlage und stellen Sie die Beine gebeugt auf.
- Legen Sie sich den Softball in den Nacken, dort, wo er in den Hinterkopf übergeht. Entspannen Sie den Mundraum und die Zunge und lassen Sie insbesondere den Unterkiefer los. Entspannen Sie die Muskeln Ihres Gesichts und lassen Sie Ihren Kopf schwer auf den Ball sinken.
- 4 Rollen Sie nun Ihren Kopf ganz sanft auf dem Ball nach links und rechts. Lassen Sie dabei das Gewicht des Kopfes in den Ball sinken und entspannen Sie immer Mundraum und Gesicht. Fahren Sie damit einige Minuten lang fort.
- Beenden Sie die Übung, indem Sie Ihren Kopf mit einer Hand etwas anheben und den Ball unter dem Nacken hervorholen.
- Legen Sie Ihren Kopf behutsam auf dem Boden ab und werden Sie sich bewusst, wie schwer und entspannt er nun aufliegt.

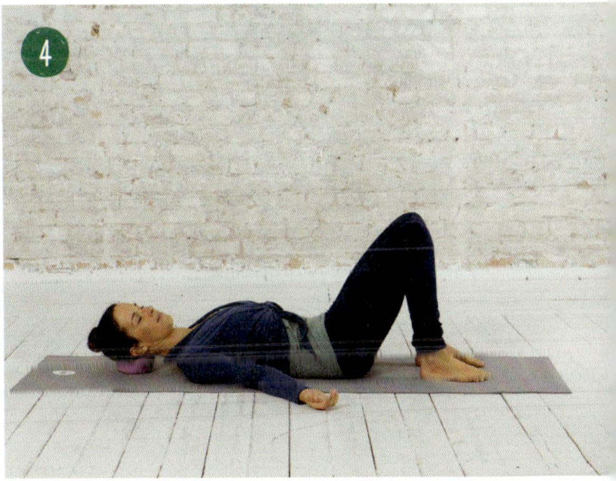

DEN SCHMERZ ABLEITEN

Diese Übung wirkt auf der energetischen Ebene. Sie folgt dem Grundsatz, dass Energie – in diesem Fall die des Schmerzes – der Aufmerksamkeit folgt. Der Schmerz wird in den Körper gelenkt und dort weit verteilt und so gewissermaßen »verdünnt«.

- Kommen Sie in einen Sitz Ihrer Wahl und legen Sie eine Hand auf die Stirn.
- 1 Schließen Sie die Augen und verbinden Sie sich mit Ihrem Atem. Spüren Sie nun für eine kleine Weile, wie Ihr Atem ruhig ein- und ausströmt.
- Lenken Sie dann Ihre Vorstellung bei jedem Einatmen hoch in den Kopf, dorthin, wo der Schmerz sitzt. Verbinden Sie sich mit dem Schmerz.
- Verteilen Sie in Ihrer Vorstellung ausatmend diesen Schmerz nach unten – in den Körper und in den Boden. Stellen Sie sich vor, dass der Schmerz dadurch weggeleitet wird und dass er sich so verdünnt, dass er nicht mehr stört.
- Wiederholen Sie diese Atemlenkung mindestens 20-mal im Rhythmus Ihres Atems.
- Spüren Sie nach: Ist der Schmerz weniger oder sanfter geworden?

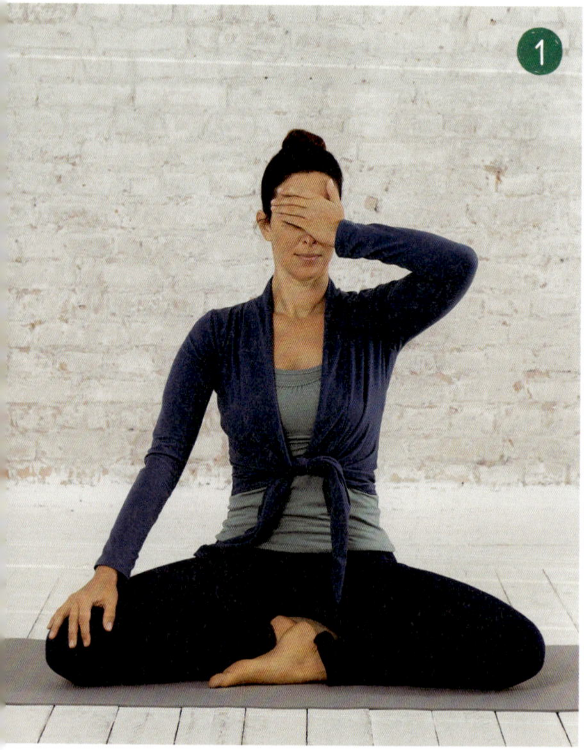

TIPP

HABEN SIE GEDULD!

Diese Übung wirkt vor allem mittel- bis langfristig. Üben Sie also geduldig weiter, auch wenn Sie nicht sofort eine Wirkung merken!

SICH VERWURZELN UND DEN STIRNRAUM ENTSPANNEN

Diese Übung lenkt die im Kopf gestaute mentale Energie in die Erde und sorgt dafür, dass Ihr Geist sich wieder leicht und frei fühlt. Üben Sie sie mehrere Wochen hindurch. Sie lernen so Ihren Geist gezielt zu entspannen, sodass Sie mit etwas Glück nicht mehr so starke Kopfschmerzen haben.

- Kommen Sie in einen bequemen Sitz Ihrer Wahl und stellen Sie die Hände neben dem Becken auf.
- Gehen Sie mit Ihrer Wahrnehmung in die Erde und verwurzeln Sie sich im Geiste in ihr. Verbinden Sie sich mit der Stabilität und Ruhe des Bodens, der Sie trägt.
- Erspüren Sie die nährende, aufrichtende Kraft, die der Erde innewohnt, und lassen Sie sie in Ihren Körper einströmen. Verweilen Sie einige Atemzüge in der Wahrnehmung, ganz tief in der Ruhe der Erde verwurzelt zu sein.
- 2 Gehen Sie dann mit Ihrer Wahrnehmung in den Raum oberhalb Ihrer Augenbrauen – den Stirnraum. Erspüren Sie mit weit geöffnetem Geist, wie Sie diesen Raum erfahren.
- Beobachten Sie, was Sie alles in Ihrem Stirnraum wahrnehmen. Er ist die Projektionsfläche, auf der Sie Ihre Gedanken, Empfindungen, Gefühle, Ihre inneren Bilder, Erinnerungen, Tagträume und auch den Schmerz »sehen« und damit erfahren können. Beobachten Sie ganz entspannt und losgelöst diesen »Film« der vorbeiziehenden Gedanken, der aufkommenden und wieder vergehenden Empfindungen und Bilder und den Schmerz …
- Entspannen Sie Ihren Stirnraum mehr und mehr, indem Sie alles, was Sie in ihm wahrnehmen, einfach da sein lassen.
- Lösen Sie sich nach und nach vom Beobachten und entspannen Sie Ihren Stirnraum in seiner ganzen Breite, Höhe und Tiefe. Stellen Sie sich vor, dass er ganz weit und leicht wird.
- Verweilen Sie so einige Minuten: nach unten geerdet in der Ruhe und nach oben entspannt in die Weite und Leichtigkeit.
- Um die Übung zu beenden, vertiefen Sie bewusst Ihre Atmung, bis Sie sich bereit fühlen, die Augen wieder zu öffnen.

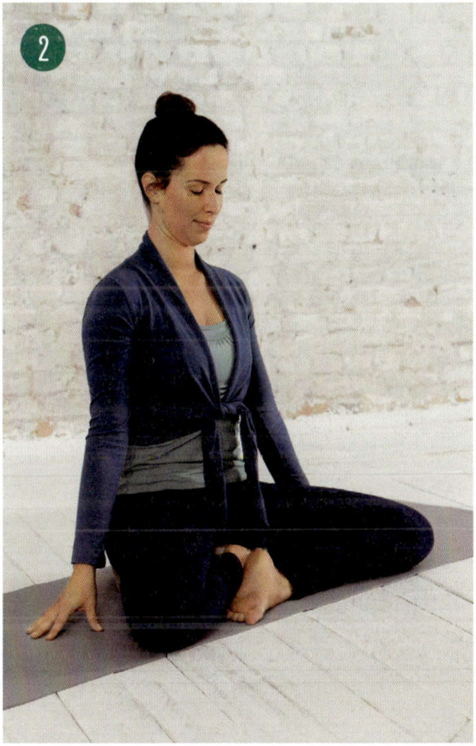

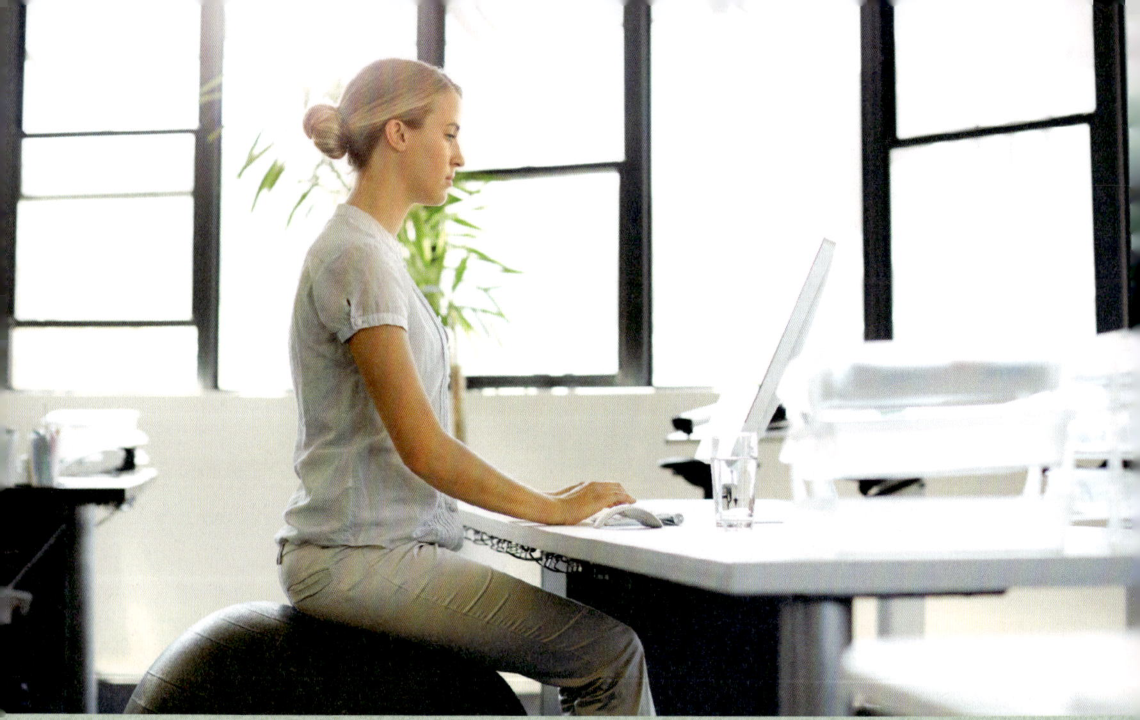

RÜCKENSCHMERZEN

Rückenbeschwerden sind so allgegenwärtig, dass sie als Volkskrankheit bezeichnet werden! Fast jeder Mensch hatte mindestens einmal im Leben Rückenschmerzen. Kein Wunder also, dass sie zu den häufigsten Ursachen für Krankschreibungen gehören. Aus diesem Grund wird auf diesem Gebiet intensiv geforscht. Inzwischen ist man sich sehr sicher, dass viele Rückenoperationen unnötig sind. Mittels Physiotherapie, Rückengymnastik, Yoga und Pilates können Sie viel zu Ihrer Rückengesundheit beitragen – selbst wenn Sie schon Beschwerden haben.

Typische Symptome

Meist ist die Rückenmuskulatur verspannt und verhärtet. Häufig lässt sich im unteren Rücken – dem Lendenwirbelbereich – die Haut nicht mehr bewegen, sondern sitzt wie

»angeklebt« am Körper. Rückenschmerzen können, je nachdem wo die Hauptverspannung sitzt, sowohl über die Nerven als auch über die Bindegewebe ausstrahlen: in die Beine, in den Bauch- und Brustraum mit seinen Organen oder auch in den Nacken. Manchmal schießt der Schmerz unerwartet und heftig ein, was man dann gemeinhin »Hexenschuss« *(Lumbago)* nennt. Öfter jedoch kommt und geht er, je nach Belastung des Rückens und dem aktuellen Stresslevel. Überraschend viele Menschen haben aber gerade dann Rückenschmerzen, wenn sie entspannen, etwa am Morgen nach der Nachtruhe oder während oder nach der Yogastunde. In solch einem Fall reagiert der Rücken stark auf die Veränderung von Belastung und Druck.

WICHTIG

BANDSCHEIBENVORFALL
Suchen Sie sofort einen Arzt auf, wenn Sie in Verbindung mit intensiven Rückenschmerzen ein starkes Ausstrahlen dieser Schmerzen spüren, besonders wenn Sie gleichzeitig Empfindungsstörungen – wie »Ameisenlaufen« oder Lähmungserscheinungen – haben. Diese Symptome deuten auf einen Bandscheibenvorfall hin, der behandelt werden muss.

Körperliche und mentale Ursachen

Entgegen üblicher Annahme ist nur selten ein Bandscheibenvorfall die Ursache für Rückenschmerzen! Nur bei etwa fünf Prozent der Menschen mit Rückenschmerzen wird eine solche Schädigung entdeckt. Umgekehrt haben 25 Prozent der Patienten mit Bandscheibenvorfall sich bis zur Diagnose als »rückengesund« erfahren. Sie hatten keinerlei Beschwerden, und ihre Diagnose entstammt einem Zufallsbefund. Die wesentlichen Ursachen für Rückenschmerzen inklusive Bandscheibenvorfall sind:

- Bewegungsmangel, vor allem langes Sitzen in einer ungünstigen Körperhaltung, und
- Stress durch berufliche und familiäre Überlastung, Termindruck, Multitasking, Mobbing und so weiter.

Bezogen auf die Ursache **Bewegungsmangel** kennt man heute ein neues Krankheitsbild, die Sitzkrankheit *(sitting disease)*. Genau wie bei den Nacken- und Schulterbeschwerden ist es weniger das zu viele und zu lange Sitzen an sich, sondern das Sitzen in einer Körperhaltung, die Rückgrat und hier besonders die Wirbelsäulenmuskulatur und die Bandscheiben extrem belastet. Wenn man aufrecht sitzt, lastet auf den Bandscheiben eine punktuelle Druckbelastung von etwa 140 Kilogramm. Sitzt man dagegen mit rundem Rücken und etwas zusammengesunken, dann kann dieser Druck auf einzelnen

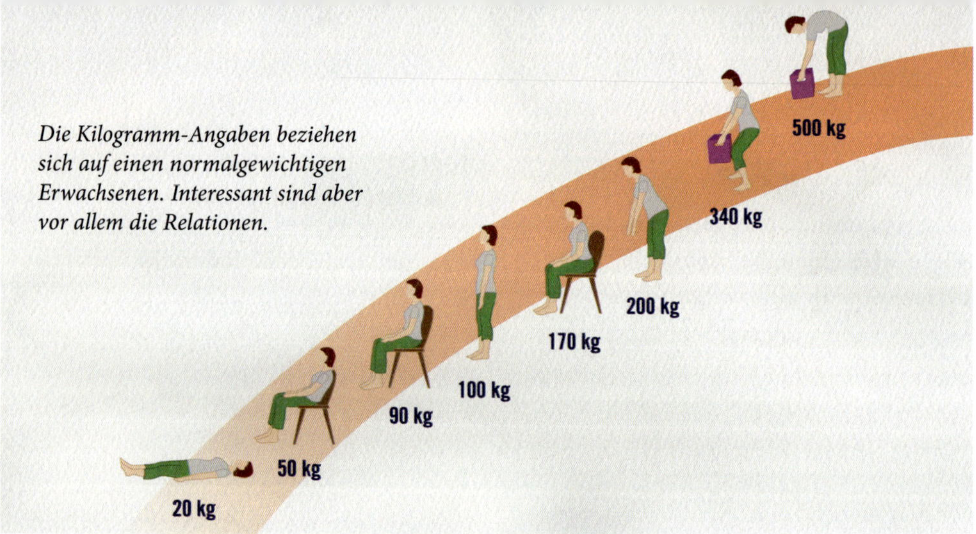

Der Druck auf die Bandscheiben ist je nach Körperhaltung sehr unterschiedlich. Diese Zusammenhänge sollten Menschen mit Rückenbeschwerden kennen und im Alltag berücksichtigen.

Bandscheiben bis zu 250 Kilogramm betragen! Wenn man sich dann nicht zwischendurch immer mal wieder bewegt, streckt, aufsteht und rumläuft, ist die Bandscheibe überlastet, und ihr Faserring reißt.
Wenn wir lange und – weil wir konzentriert arbeiten – bewegungslos sitzen, dann verliert unsere Rückenmuskulatur an Kraft. Dadurch hat sie immer mehr Mühe, uns aufrecht zu halten, und verspannt sich.
Ihre Muskeln können sich aber auch trotz guter Haltung und ausreichender Bewegung verspannen, und zwar immer dann, wenn Sie **Stress** haben. Ein Blick unter die Haut macht deutlich, dass der ganze Rücken mit seinen Muskeln und Gelenken Halt findet in einem vielschichtigen System von Bindegewebe, den Faszien. Sie stabilisieren uns nicht nur als Bänder und Hüllen (Muskelmäntel), die die Muskeln umgeben und ihnen erlauben, elastisch zu gleiten, sondern sind aufgrund ihrer wässrigen Grundsubstanz auch der Ort der Bewegungs-, Haltungs- und Schmerzrezeptoren und vieler freier Nervenfasern. Neuste Forschungen machten deutlich, dass die Ausschüttung von Stresshormonen in den Organismus bewirkt, dass die Faszien sich zusammenziehen. Hört der Stress bald wieder auf, entspannt sie sich schnell wieder. Wer jedoch dauernd unter Termin- und Leistungsdruck steht, erlebt chronischen Stress, der dazu führt, dass die Faszien erstarren, verkleben und sichtbar mit ihren Fasern verfilzen. Sie drücken dann auf die Schmerzrezeptoren und die Nervenfasern – und zwar ständig, da sie durch die Verkrampfung ja auch an Elastizität eingebüßt haben.

Was Sie im Alltag tun können

Vermeiden Sie ungünstiges Verhalten. Versuchen Sie zunächst herauszufinden, was Sie konkret belastet: mental, psychisch und körperlich. Erst dadurch können Sie Strategien entwickeln, die Ihnen helfen die Belastungen so weit wie möglich auszuschalten.

- Wenn Sie oft stundenlang sitzen müssen, legen Sie sich ein luftgefülltes (Keil-) Kissen auf Ihren Stuhl. Da Sie auf dieser »Luftblase« gezwungen werden, Ihr Gleichgewicht mit kleinen Bewegungen immer wieder auszubalancieren, wird Ihr Sitz automatisch dynamisch. Das verhindert neue Verspannungen und kräftigt gleichzeitig die tiefe Rückenmuskulatur.
- Stehen Sie zwischendurch möglichst immer mal auf und dehnen Sie sich durch.
- Da unser Rücken naturgemäß hohen Belastungen ausgesetzt ist, sollten wir aktiv etwas für unsere Rückengesundheit tun. An Rückengymnastik führt praktisch kein Weg vorbei: Der Rücken muss regelmäßig bewegt, entspannt und in Maßen gefordert werden, nur so kann er leisten, was er leisten muss, und gesund bleiben. Damit die Rückenmuskeln sich wieder wohlfühlen, ist Bewegung das Gebot der Stunde, wodurch Verklebungen der Faszien gelöst werden und der Stoffwechsel der Rückenmuskeln wieder angekurbelt wird. Gleichzeitig braucht unser Rücken aber auch Übungen, die ihn kräftigen.

AUS ANNAS ERFAHRUNGSSCHATZ

TIPPS BEI RÜCKENSCHMERZEN

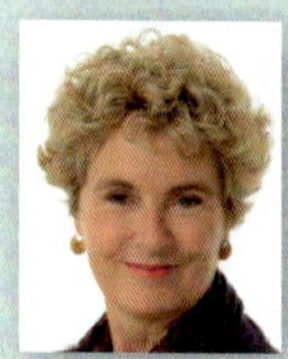

- Gönnen Sie Ihrem schmerzenden Rücken alle paar Tage ein ausgiebiges warmes Basenbad. Das Basensalz löst Säure aus den Geweben, sodass die Faszien und Muskeln besser entspannen können.
- Achten Sie auch bei Alltagsbewegungen auf eine gute Haltung. Überprüfen Sie Ihre Haltung, wenn Sie an einem Spiegel oder an einem Schaufenster vorbeikommen.
- Achten Sie außerdem darauf, immer auf beiden Beinen zu stehen, damit das Becken im Gleichgewicht bleibt und Ihre Wirbelsäule im Lot ist.
- Bewegen Sie sich so oft wie möglich – ohne Druck und Leistungsanspruch. Lernen Sie zu spüren, wie gut Ihnen Bewegung tut und dass sie Ihrem Körper Freude macht!

MOBILISIERUNG DES RÜCKENS

Bewegung ist das A und O, um Anspannung und Verkrampfungen des Rückens zu lösen – selbst wenn der »Hexenschuss« schon da ist.

VIERFÜSSLERSTAND UND FREIE BEWEGUNG

Durch die freien Bewegungen nutzen Sie die Intelligenz Ihres Körpers, der nämlich ganz genau weiß, was gut für ihn ist, und Ihnen dies durch Wohlgefühl signalisiert. Wenn Sie ihn einfach mal »machen lassen«, dann wird Ihr Körper nur die Bewegungen ausführen, die er aktuell braucht und die ihm wirklich guttun. Probieren Sie es aus!

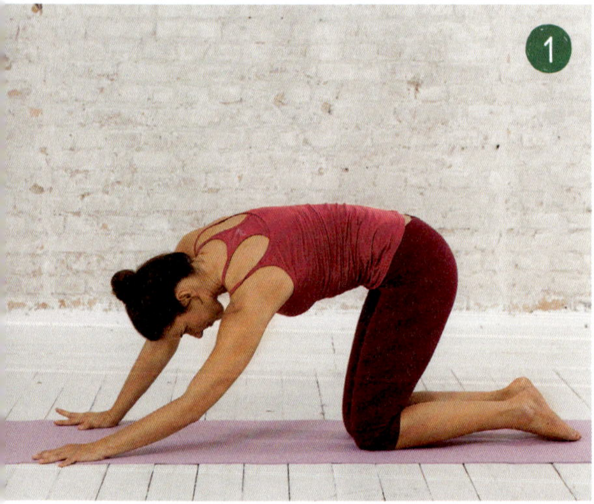

- Kommen Sie in den Vierfüßlerstand und stellen Sie die Hände etwas weiter nach vorne, um weniger Druck auf den Handgelenken zu haben.
- (1) Schließen Sie Ihre Augen und lassen Sie alle Bewegungen zu, die Ihr Körper machen möchte.
- Werden Sie sich bewusst, wie Ihr Atem ganz natürlich jede Bewegung begleitet und unterstützt.
- Fahren Sie damit etwa 2 Minuten lang fort. Kommen Sie danach in einen Sitz Ihrer Wahl und spüren Sie nach. Wie fühlt sich Ihr Körper jetzt an?

TIPP

PERFEKT IM BÜRO

Wenn Sie zu Rückenverspannungen neigen, können Sie diese Übung auch immer mal wieder zwischendurch auf einem Stuhl sitzend durchführen, indem Sie Ihre Wirbelsäule genüsslich durchbewegen.

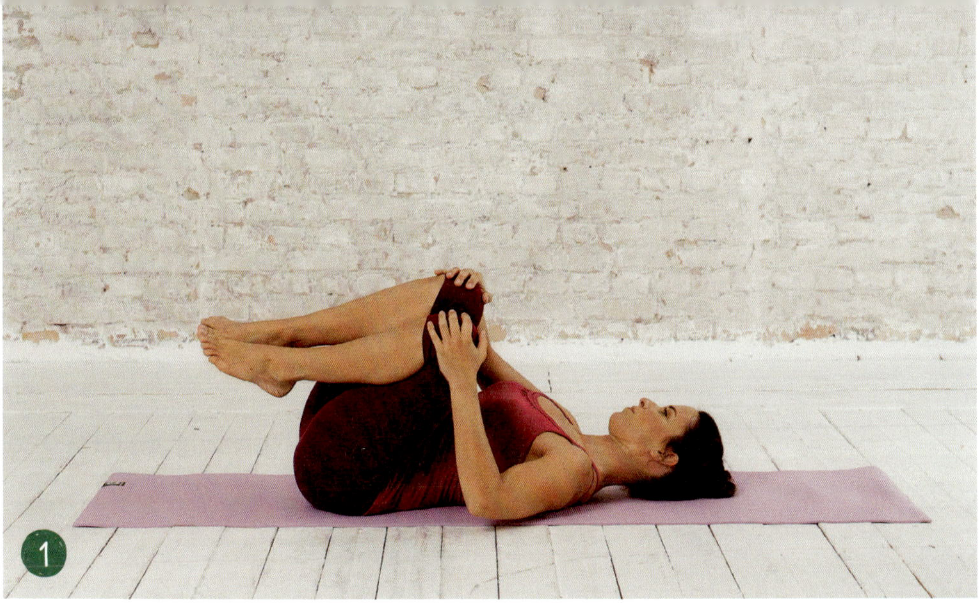

SOS-ÜBUNG: BECKENKREISEN AM BODEN

Eine hervorragende SOS-Übung bei akuten Rückenschmerzen und Hexenschuss! Die kleinen Bewegungen lösen zuverlässig Verkrampfungen von Faszien und Muskeln.

- Kommen Sie in die Rückenlage. Ziehen Sie Ihre angewinkelten Beine Richtung Bauch und umfassen Sie mit jeder Hand ein Knie. Die Beine sind leicht geöffnet.
- 1 Lassen Sie nun Ihr Becken kreisen, indem Sie die Knie langsam nach rechts, dann weit weg vom Körper Richtung Gesäß nach links und wieder zum Körper heran führen.
- Wiederholen Sie einige dieser Kreise und lassen Sie Ihren Atem dabei gleichmäßig und ruhig fließen.
- Wechseln Sie jeweils nach 3 bis 4 Kreisen die Drehrichtung und machen Sie die Kreise mal größer und mal kleiner.
- Fahren Sie mit dem Bewegungsablauf 2 bis 3 Minuten fort. Spüren Sie, wie die Spannung im unteren Rücken nachlässt, Ihr Rücken warm wird und das »Leben« wieder in ihn zurückkehrt.
- Lassen Sie Ihr Becken wieder zur Ruhe kommen und stellen Sie einen Fuß nach dem anderen auf den Boden zurück.

TIPP

WÄRME HILFT

Legen Sie sich bei akuten Schmerzen oder Hexenschuss ein Heizkissen unter die schmerzenden Stellen!

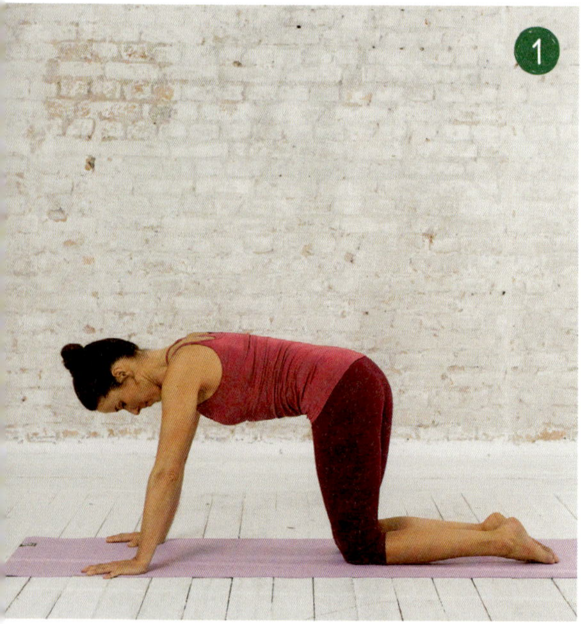

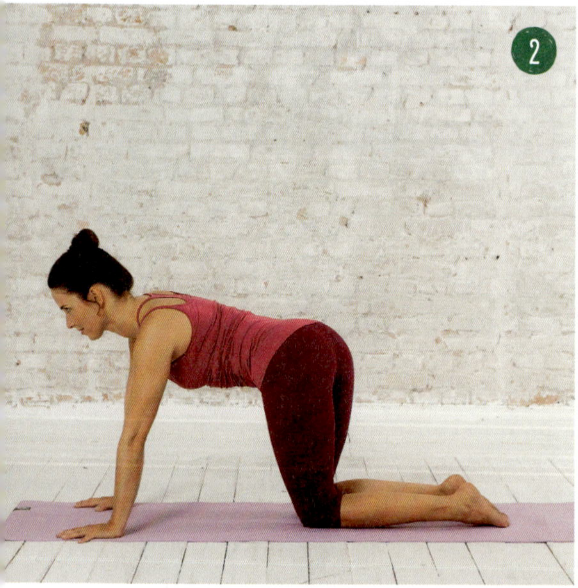

SOS-ÜBUNG: BECKENKREISEN IM VIERFÜSSLERSTAND

Auch diese Übung hilft, Verklebungen der Faszien und Verspannungen der Muskeln im unteren Rücken zu lösen, die Schmerzen verursachen können.

- Kommen Sie in den Vierfüßlerstand. Stellen Sie Ihre Hände etwas weiter nach vorne, um weniger Druck auf den Handgelenken zu haben, und halten Sie Ihren Rumpf in etwa parallel zum Boden.
- 1 Führen Sie Ihr Becken in horizontalen Kreisen parallel zum Boden. Lassen Sie Ihren Atem dabei ruhig kommen und gehen. Jeder Kreis führt über eine Seite – in Richtung der Fersen – über die andere Seite – und Richtung Kopf.
- Wechseln Sie immer nach einigen Kreisen die Drehrichtung. Machen Sie fließende, runde Bewegungen und lassen Sie Ihren Atem fließen.
- 2 Wenn Sie mögen, können Sie zwischendurch auch immer mal wieder das Becken nur nach links und rechts bewegen. So wie ein kleiner Hund, der mit seiner Rute wedelt.
- Beenden Sie die Bewegung nach 2 bis 3 Minuten. Lassen Sie Ihr Becken nach hinten zu den Fersen sinken und legen Sie Ihre Stirn auf einen Ihrer Handrücken.
- Spüren Sie nach, wie sich Ihr Rücken nun anfühlt. Genießen Sie das wohlige Gefühl und die Lebendigkeit, die Sie jetzt spüren.

KROKODILDREHUNG (MAKARASANA)

Die »Krokodildrehung« dehnt Ihre verspannte Rückenmuskulatur auf ganz sanfte Weise und kräftigt gleichzeitig die Muskeln der Bauchdecke, die mithelfen, den Rumpf zu stabilisieren.

- Kommen Sie zunächst in die Rückenlage und breiten Sie Ihre Arme in Schulterhöhe seitlich aus.
- Vergewissern Sie sich, dass Schultern und Nacken bequem und entspannt liegen.
- Beugen Sie Ihre Beine an und stellen Sie einen Fuß nach dem anderen entspannt vor dem Becken auf den Boden.
- (1) Führen Sie einatmend beide Beine entspannt zur linken Seite und schmiegen Sie gleichzeitig Ihre rechte Schulter in den Boden.
- Bewegen Sie ausatmend die Beine wieder zurück zur Mitte.
- Mit der Einatmung führen Sie Ihre Beine nun nach rechts, ohne sie abzulegen, und bringen sie ausatmend zur Mitte zurück.
- Lassen Sie eine fließende Bewegung entstehen, in der Sie Ihre Beine 6- bis 8-mal zur linken und zur rechten Seite sinken lassen und zur Mitte zurückführen.
- Der Schultergürtel bleibt durchgehend fest auf dem Boden liegen. Auch Ihr Hinterkopf liegt ruhig auf der Matte auf.
- Halten Sie dann inne, stellen Sie einen Fuß nach dem anderen auf dem Boden auf und spüren Sie nach.

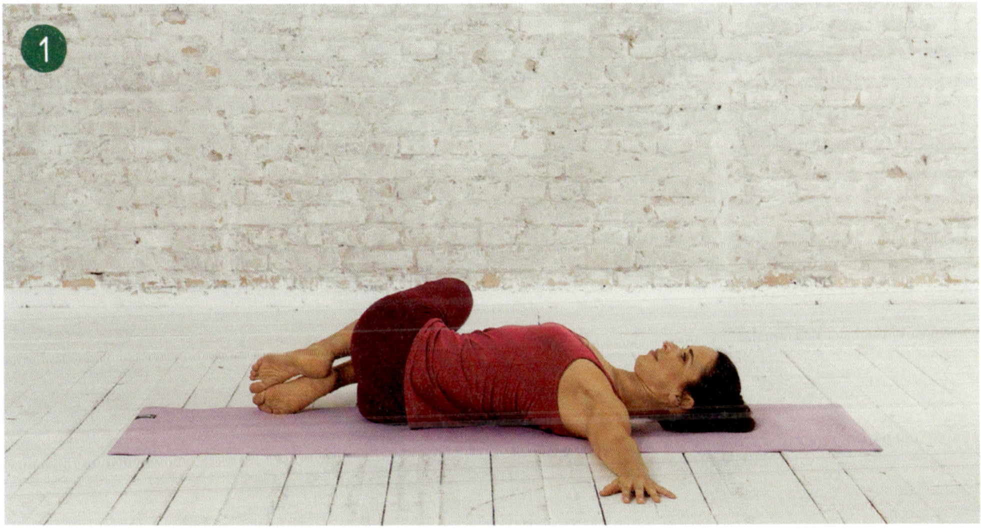

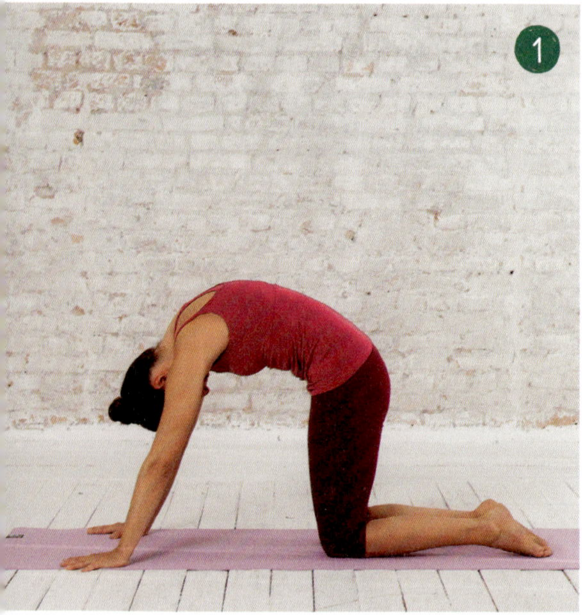

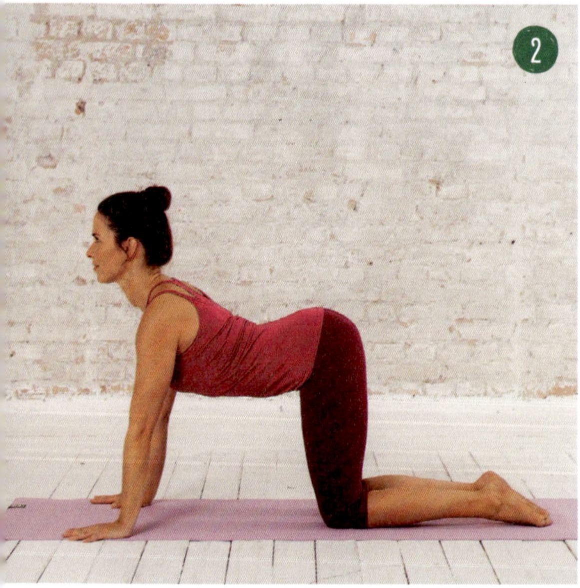

KATZE (CAKRAVAKASANA)

Die »Katze« mobilisiert Gelenke und Muskeln der Wirbelsäule und das Bindegewebe des Rückens. Sie hilft besonders, wenn man lange gesessen hat, denn sie haucht dem Rücken sprichwörtlich wieder Leben ein.

- Kommen Sie in den Vierfüßlerstand und achten Sie darauf, dass sich die Knie direkt unter den Hüftgelenken befinden. Setzen Sie die Hände etwas weiter vorne auf, um den Druck auf die Gelenke zu reduzieren.
- Ihr Rumpf bildet vom Becken bis zum Kopf eine parallele Linie zum Boden.
- 1 Mit der Ausatmung beginnen Sie nun langsam die Wirbelsäule vom Becken aus Wirbel für Wirbel zum Katzenbuckel hochzuwölben. Lassen Sie den Kopf nach vorne und unten sinken, schauen Sie Richtung Nabel.
- 2 Richten Sie das Becken wieder auf und lassen Sie Ihren Rücken nun Wirbel für Wirbel nach unten sinken. Streben Sie einatmend mit dem Brustkorb nach vorne und oben und heben Sie Hals und Kopf. Schauen Sie nach schräg vorne, sodass Sie in die Rückbeuge kommen.
- Fahren Sie mit dieser Bewegung im Rhythmus Ihres Atems fort. Lassen Sie die Bewegung immer langsam vom Becken zum Kopf durchlaufen, sodass sie immer fließender und harmonischer wird.
- Spüren Sie der Übung in einem Sitz Ihrer Wahl nach. Fühlen Sie die Wärme und Lebendigkeit in Ihrem Rücken.

DEN RÜCKEN KRÄFTIGEN

Nur ein starker Rücken kann entspannen! Da der Rücken täglich stark gefordert ist, braucht es eine kontinuierliche Praxis, um seine Kraft zu erhalten.

DIE KATZE STRECKT IHR BEIN

Mit dieser Haltung trainieren Sie Kraft und Ausdauer Ihrer Rückenmuskulatur. Durch den rhythmischen Wechsel von Kontraktion und Dehnung lockern Sie die Faszien.

- Kommen Sie in den Vierfüßlerstand. Ihre Knie befinden sich direkt unter den Hüftgelenken. Setzen Sie Ihre Hände etwas mehr als eine Handbreit vor Ihre Knie.
- 1 Ausatmend ziehen Sie Ihren linken Ellenbogen und das rechte Knie zusammen. Machen Sie einen Katzenbuckel, den Kopf gesenkt, schauen Sie Richtung Nabel.
- 2 Strecken Sie den linken Arm nach vorne und das rechtes Bein nach hinten und schauen Sie nach schräg vorne. Dehnen Sie sich über die Diagonale weit in den Raum. Ihr Rücken ist jetzt leicht gebogen.
- Fahren Sie noch 5-mal im Rhythmus Ihres Atems mit dieser Bewegung fort.
- Wechseln Sie die Diagonale: Strecken Sie Ihren rechten Arm nach vorne und Ihr linkes Bein nach hinten und schauen Sie nach schräg vorne. Dehnen Sie sich über die Diagonale weit in den Raum. Auch jetzt ist Ihr Rücken leicht durchgebogen.
- Fahren Sie noch 5-mal im Rhythmus Ihres Atems mit dieser Bewegung fort.
- Spüren Sie einen Moment im Vierfüßlerstand nach. Wie kräftig und lebendig fühlt sich Ihr Rücken jetzt an?

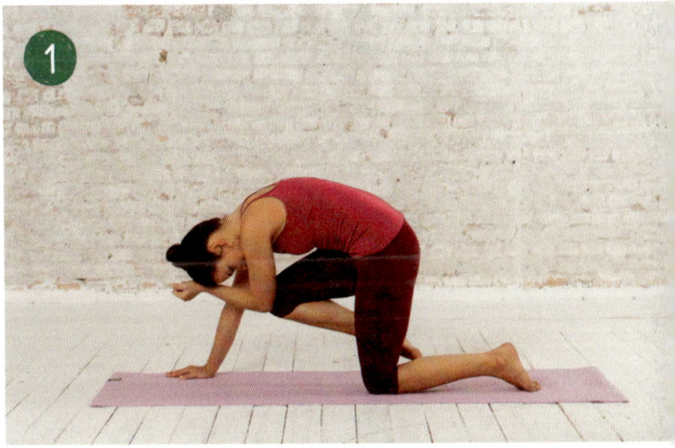

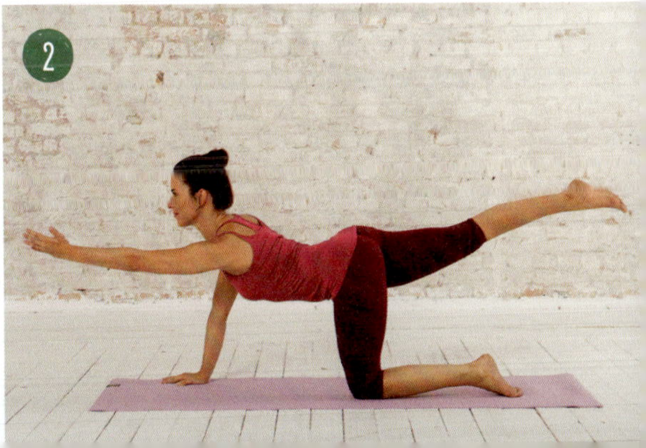

SCHULTERBRÜCKE (DVI PADA PITTAM ASANA)

Die Schulterbrücke stärkt nicht nur die Muskeln des unteren Rückens, sondern dehnt auch die durch häufiges Sitzen verkürzten Hüftbeugemuskeln (Psoas) und die Brustmuskeln auf äußerst angenehme und gleichzeitig wirkungsvolle Weise.

- (1) Kommen Sie in die Rückenlage, winkeln Sie Ihre Beine an und stellen Sie die Füße hüftgelenkbreit und parallel auf.
- (2) Drücken Sie kraftvoll mit den Fersen gegen oder in den Boden und heben Sie das Becken und den Rücken. Führen Sie gleichzeitig Ihre Arme über oben nach hinten und legen Sie diese auf.
- Dehnen Sie die Leisten und die Oberschenkelvorderseiten nach oben und die Arme nach hinten. Lassen Sie den Bauch entspannt nach unten sinken.
- Verweilen Sie so ruhig atmend für etwa 10 Atemzüge.
- Um die Haltung zu verlassen, rollen Sie den Rücken Wirbel für Wirbel zum Boden zurück und führen Sie auch die Arme zurück neben den Körper.
- Spüren Sie anschließend in der Rückenlage mit angebeugten oder ausgestreckten Beinen nach. Wie belebt und gekräftigt fühlt sich Ihre Rückenmuskulatur jetzt an? Wie liegt Ihre gesamte Rückseite auf der Yogamatte auf?

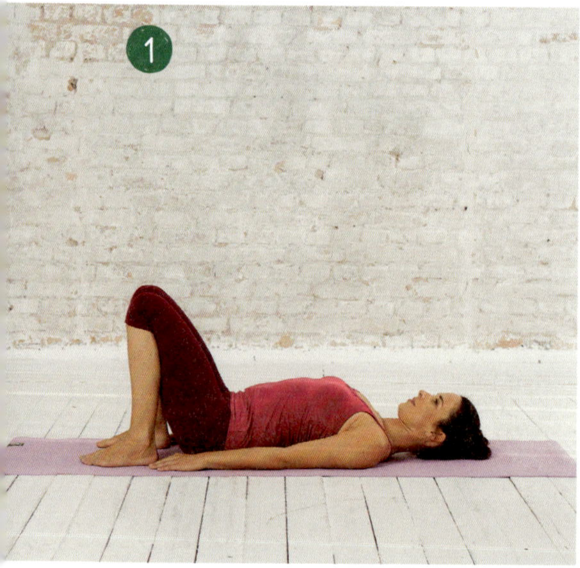

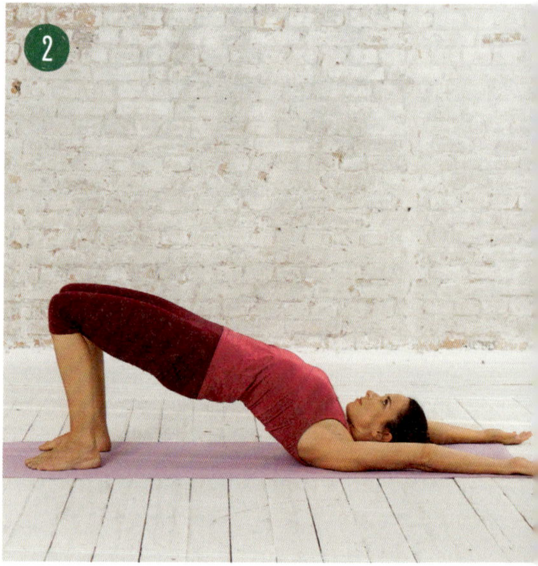

HEUSCHRECKE (SHALABHASANA)

Diese Yogaübung kräftigt die Muskulatur des unteren Rückens aus der Tiefe heraus.

- Auf dem Bauch liegend, grätschen Sie Ihre Beine leicht. Strecken Sie den linken Arm weit nach vorne und legen Sie die Stirn auf den rechten Handrücken.
- Stellen Sie sich vor, dass Ihr linker Arm und Ihr rechtes Bein über eine Energielinie mit dem Nabel verbunden sind, und spüren Sie sich in diese Diagonale ein.
- 1 Dehnen Sie den Arm und das Bein weit aus Ihrer Mitte heraus, bis Sie spüren, dass der Beckenboden aktiviert ist. Heben Sie einatmend Arm, Schultergürtel, Kopf und Bein in die Höhe.
- Spüren Sie die Dehnung in der Diagonalen. Ihr Bein ist ganz gestreckt. Achten Sie außerdem darauf, dass sich die rechte Seite Ihres Beckens nicht ausdreht.
- Führen Sie ausatmend Arm, Oberkörper, Kopf und das Bein zum Boden zurück und stellen Sie sich dabei vor, dass sich die Diagonale Richtung Nabel zusammenzieht, wodurch sich die Muskeln des Beckenbodens wieder etwas entspannen.
- Heben und senken Sie Arm und Bein in der Diagonalen mehrmals im Rhythmus Ihres Atems und so hoch wie möglich.
- Spüren Sie in der Bauchlage nach. Nehmen Sie die Wärme in Ihrem unteren Rücken bewusst wahr.

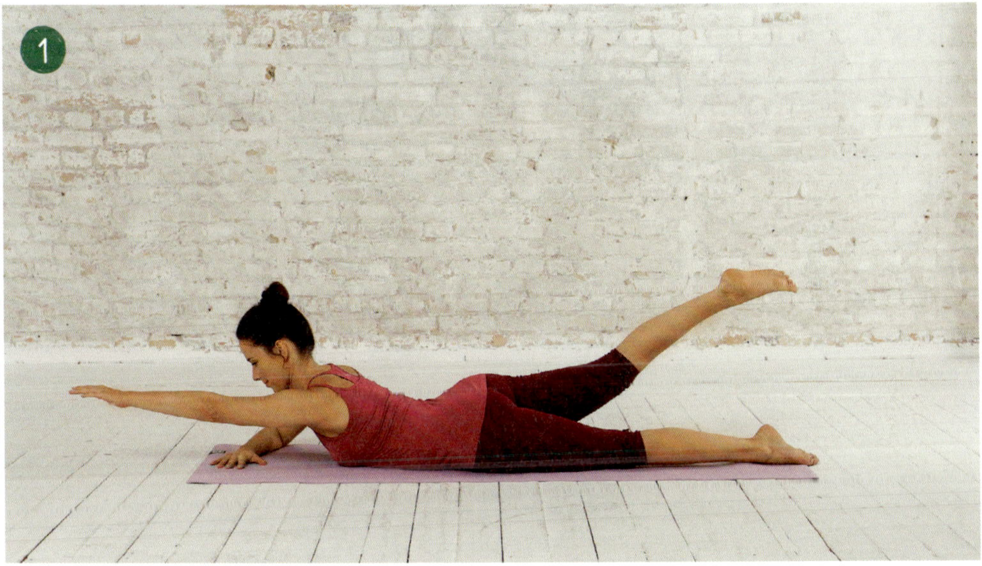

SEESTERN (SHALABHASANA VARIANTE)

In dieser Bewegung bewegen Sie – einem Seestern gleich – alle fünf »Arme«: beide Arme, beide Beine und Ihren Kopf. Das rhythmische Heben und Senken kräftigt alle Muskeln an der Rückseite Ihres Körpers.

- Legen Sie sich auf den Bauch. Gehen Sie mit Ihren Beinen in eine leichte Grätsche und achten Sie darauf, dass Ihre Füße bequem liegen.
- Strecken Sie dann beide Arme weit nach vorne und außen aus, sodass Sie jetzt wie ein X auf dem Boden liegen.
- Die Stirn liegt auf der Matte auf oder schwebt dicht über dem Boden.
- Strecken Sie die Beine vom Nabel aus weit nach hinten und die Arme nach vorne.
- Heben Sie nun mit dem Einatmen Ihren Kopf, Ihren Oberkörper, Ihre Arme und Ihre Beine.
- (1) Ihr Blick ist nach schräg vorne gerichtet. Achten Sie gleichzeitig darauf, dass Ihr Nacken lang bleibt.
- Legen Sie ausatmend den Oberkörper, den Kopf, die Arme und die Beine möglichst gleichzeitig auf den Boden zurück.
- Wiederholen Sie dieses Heben und Senken 6- bis 8-mal im Rhythmus Ihres gleichmäßigen Atems.
- Spüren Sie in der Bauchlage nach. Beobachten Sie, wie intensiv jetzt der Atem in den unteren Rücken strömt und ihn bewegt. Wie fühlt sich Ihr Rücken nun nach dieser Übung an? Ist er wärmer und lebendiger geworden?

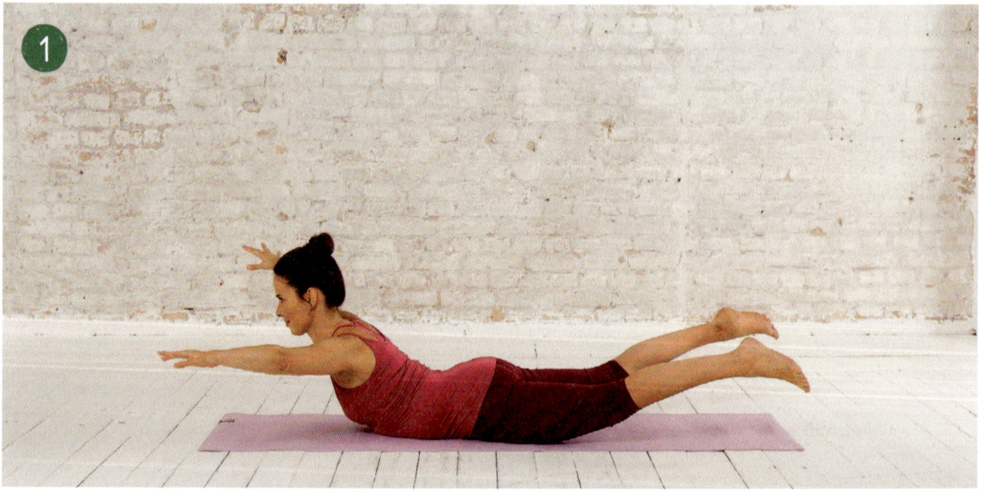

HELD 1 (VIRABHADRASANA VARIANTE)

Diese Variante ist die »orthopädische Version« des bekannten Held-Asanas. Dadurch, dass der Rumpf nach vorne geneigt ist, werden die Muskeln des unteren Rückens gekräftigt, jedoch nicht wie sonst, wenn der Rücken in der Aufrichtung sich durchbiegt, zusammengedrückt. Gleichzeitig sorgt die Haltung für eine schöne Dehnung in die Rückseite des jeweils hinteren Beins.

- Beginnen Sie am vorderen Rand Ihrer Yogamatte stehend. Ihre Beine sind hüftbreit geöffnet, und Ihre Füße stehen parallel nebeneinander.
- Machen Sie nun ganz langsam und bewusst mit dem rechten Bein einen großen Schritt nach hinten. Achten Sie währenddessen darauf, dass Sie das Bein ganz gerade – wie auf einer Linie – nach hinten führen, sodass die Füße auch in der Schrittstellung immer noch hüftgelenkbreit geöffnet bleiben. Stellen Sie den rechten Fuß so auf, dass die rechte Fußspitze leicht nach außen gedreht ist, und drücken Sie den Fuß kraftvoll mit der Außenkante der rechten Ferse in oder gegen den Boden. Das hintere Bein sollte jetzt intensiv gestreckt sein.
- Beugen Sie das linke Bein an. Führen Sie dabei das linke Knie über die Mitte des Fußrückens und drücken Sie auch die Außenkante dieser Ferse kraftvoll in oder gegen den Boden.
- Neigen Sie Ihren Oberkörper so weit nach vorne, dass er eine gerade Linie in der Verlängerung Ihres rechten Beins bildet.
- (1) Heben Sie die Arme so weit, dass sie sich in der Verlängerung des Körpers befinden. Verweilen Sie 6 bis 8 ruhige Atemzüge lang in dieser Position.
- Richten Sie sich anschließend auf, lassen Sie beide Arme sinken, machen Sie mit dem rechten Fuß einen Schritt nach vorne und kommen Sie so wieder in den Stand. Atmen Sie einmal tief durch und wiederholen Sie die Haltung anschließend, indem Sie das linke Bein nach hinten stellen.
- Kommen Sie anschließend wieder zurück in den Stand und spüren Sie nach. Als wie belebt und gekräftigt erfahren Sie Ihren Rücken jetzt?

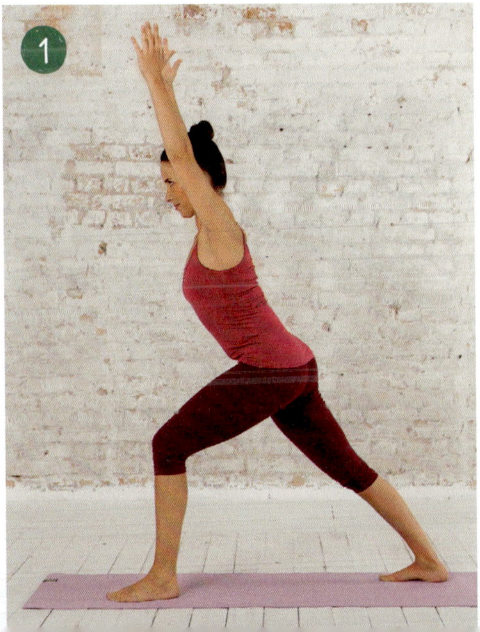

DEN RÜCKEN ENTSPANNEN

Unser Rücken entspannt am besten mit sanften Dehnungen, unterstützt durch die Bewegungen Ihres Atems.

DER HUND, DER NACH UNTEN SCHAUT (ADHO MUKHA SHAVANASANA)

Diese Haltung erinnert an einen Hund, der sich genüsslich dehnt. Sie ist ideal, um den ganzen Rücken wohlig durchzudehnen und zu entspannen.

- Kommen Sie in den Vierfüßlerstand. Stellen Sie die Hände schulterbreit voneinander entfernt auf. Die Finger Ihrer Hände sind dabei ganz weit aufgespreizt. Richten Sie die beiden Mittelfinger parallel zueinander nach vorne aus.
- Stellen Sie die Zehen auf und schieben Sie Ihr Becken kraftvoll nach hinten oben.
- 1 Lassen Sie Ihre Beine leicht angebeugt. Atmen Sie ruhig und tief weiter und machen Sie räkelnde Bewegungen mit Becken, Brustkorb und Schultern.
- Fahren Sie damit mindestens 10 ruhige und tiefe Atemzüge fort.
- Kommen Sie anschließend in einen aufrechten und bequemen Sitz Ihrer Wahl. Spüren Sie, wie entspannt und gleichzeitig belebt Ihr Rücken jetzt ist?

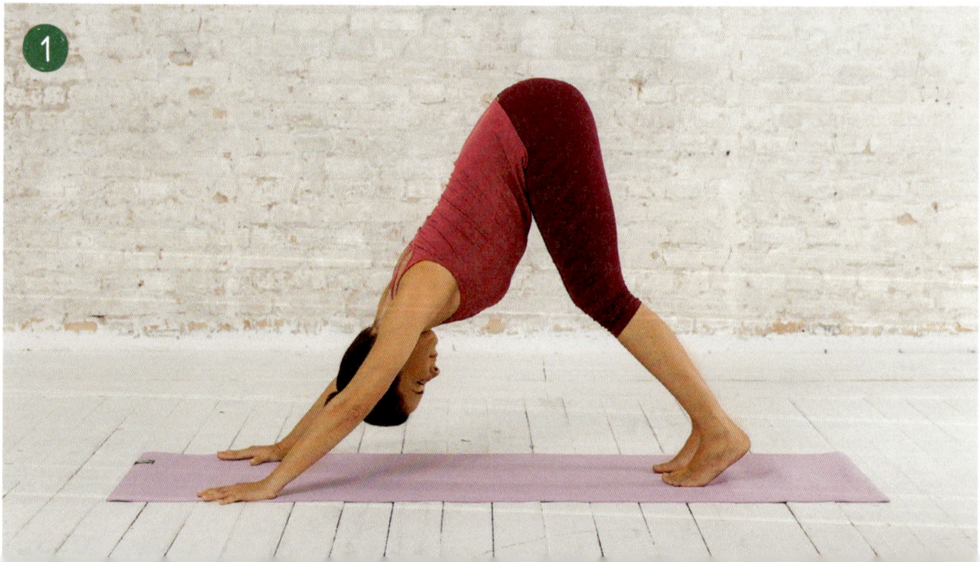

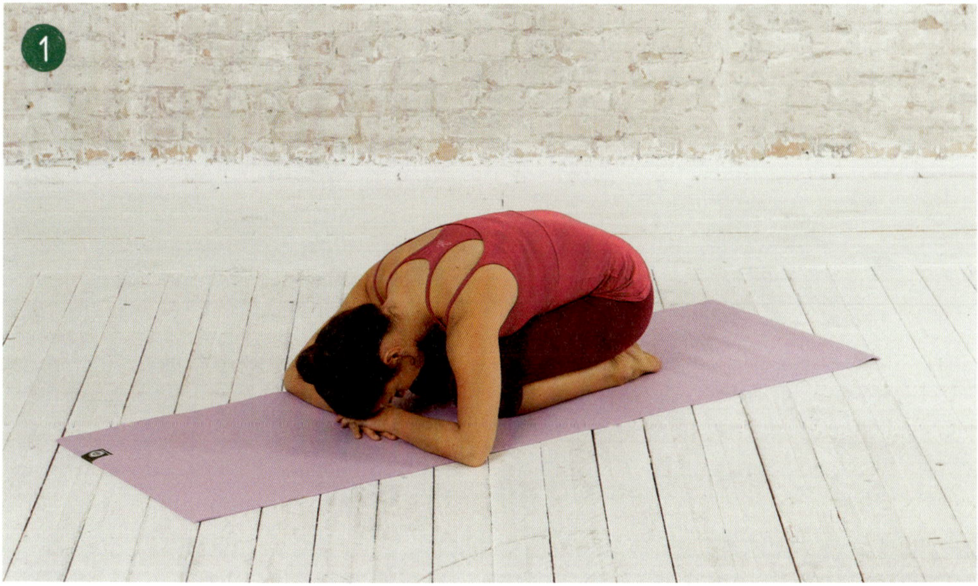

KINDHALTUNG (YOGA-MUDRA)

- Kommen Sie in den Vierfüßlerstand. Nehmen Sie die Oberschenkel dicht beieinander und lassen Sie Ihr Becken – soweit es Ihnen möglich ist – nach hinten zu den Fersen sinken.
- 1 Lassen Sie die Stirn Richtung Boden sinken. Wenn der Boden zu weit weg ist, legen Sie die Hände übereinander und die Stirn auf die Handrücken.
- Atmen Sie ruhig und tief in den Rücken. Spüren Sie, wie Ihr Rücken sich mit jedem Einatmen ausdehnt, wie er sich ausatmend wieder absenkt, und massieren Sie auf diese Art und Weise mit dem Atem von innen her Ihren Rücken.
- Verweilen Sie so einige Minuten und spüren Sie die sanfte und entspannende Dehnung Ihres unteren Rückens, der durch das Kommen und Gehen Ihres Atems bewegt wird.

TIPP

TURM AUS FÄUSTEN

Wenn Sie Ihre Stirn immer noch nicht bequem auflegen können, stellen Sie einfach beide Fäuste übereinander und legen Sie dann Ihre Stirn auf den Fäusteturm.

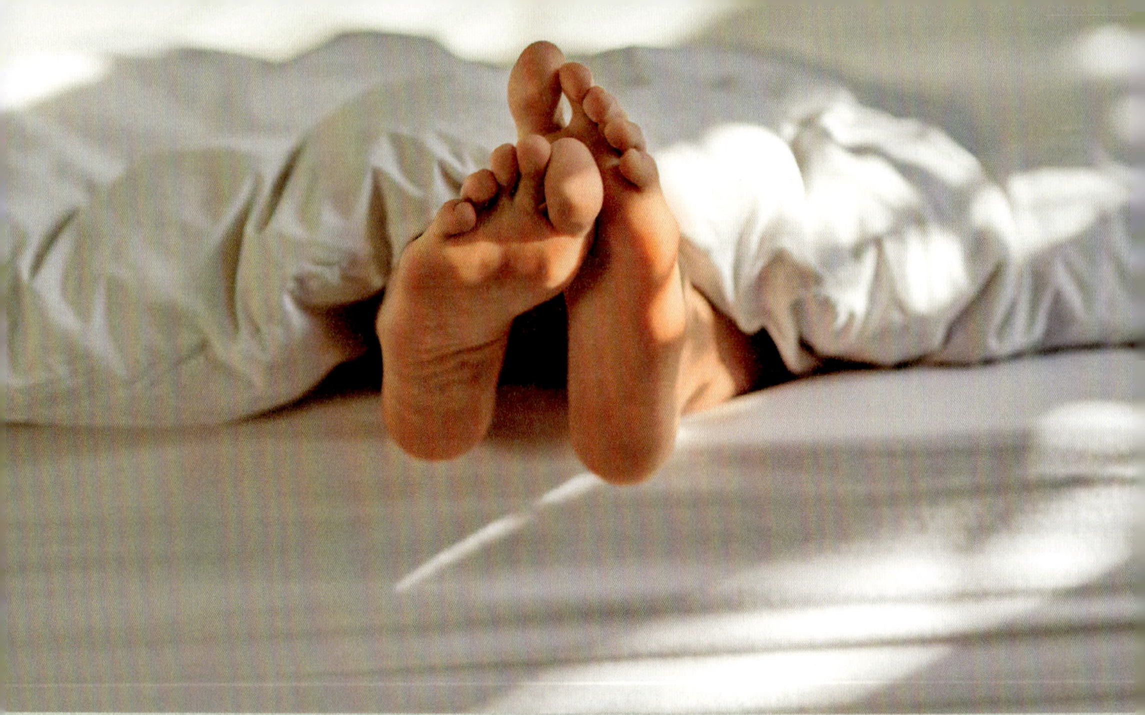

SCHLAFLOSIGKEIT & INNERE UNRUHE

Das Tempo, das unser Alltag und unser Berufsleben uns abverlangen, steigt von Jahr zu Jahr. In der Arbeitswelt werden sämtliche Prozesse auf Effektivität getrimmt, und gleichzeitig nimmt das Arbeitsvolumen massiv zu: Multitasking wird verlangt und 24-Stunden-Erreichbarkeit. Kein Wunder, dass wir uns oft unter Druck fühlen, gehetzt und getrieben. In den wenigen verbliebenen Ruhephasen fällt es schwer, abzuschalten und zu innerer Ruhe zu finden. Nervös suchen wir nach Ablenkung, greifen zum Smartphone, checken unsere Mails oder chatten in den sozialen Netzwerken, beschäftigen uns mit einer Spiele-App (die fast alle auf Tempo angelegt sind), dem News-Ticker oder schauen auf Musik-Videos und, und, und. Auf diese Weise halten Sie Ihr Gehirn ununterbrochen auf Trab, sodass es später nicht weiß, wie es entspannen und zur Ruhe kommen soll, wenn wir abschalten oder schlafen möchten.

Typische Symptome

Ihr Gedankenkarussell läuft ständig auf Hochtouren, oder Ihre Gedanken springen zwischen den verschiedenen Aufgabenfeldern hin und her? Sie sind schnell abgelenkt und haben Mühe, sich zu konzentrieren? Sie können nicht abschalten, sind unruhig und reizbar? Sie fühlen sich häufig gestresst und sind nervös? Als Reaktion darauf schlafen viele Menschen unruhig, wachen nachts auf (zumeist so gegen 4 Uhr) und fühlen sich am Morgen wie gerädert.
Auch auf der körperlichen Ebene sorgt diese ständige Reizüberflutung für viele Symptome, wie muskuläre Verspannungen, Schwankungen im Blutdruck, Magenbeschwerden (Übersäuerung), Spannungskopfschmerzen oder Rückenschmerzen. Dadurch, dass der Geist im Dauerstress ist, fehlen dem Gehirn und dem Körper die unverzichtbaren Entspannungsphasen, um sich erholen und regenerieren zu können.

Körperliche und mentale Ursachen

Stress ist eine der Hauptursachen für Schlaflosigkeit, Nervosität und innere Unruhe! Negativer Stress – selbst wenn er einem gar nicht bewusst ist – führt zur vermehrten Ausschüttung von Stresshormonen, die das vegetative Nervensystem in ständige Alarmbereitschaft versetzen. Stress entsteht natürlich auch im zwischenmenschlichen Bereich: Ein »schiefer« Blick, ein komischer Tonfall, ein versteckter Vorwurf, eine kleine Peinlichkeit, ein blöder Ausrutscher … auch solche vermeintlichen Kleinigkeiten können einen unter enormen Stress setzen und dazu führen, dass der Geist einfach nicht zur Ruhe kommt – bis weit in die Nacht hinein. Aber auch wenn Sie zu viel auf einmal erledigen müssen, Termindruck haben oder anderweitig unter Druck stehen und versuchen, alles »irgendwie auf die Reihe zu kriegen«, erleben Sie negativen Stress. Ihre Gedanken kreisen unablässig um die Frage, wie Sie den Erwartungen, die andere, aber auch Sie selbst an sich haben, gerecht werden können. Kein Wunder, dass Sie dann nervös und reizbar sind und Mühe haben, ein- beziehungsweise durchzuschlafen.

Was Sie im Alltag tun können

Es ist in den letzten Jahren fleißig untersucht worden, wie Menschen ihr Stresserleben mindern können, ohne gleichzeitig von ihrer Leistungsfähigkeit einzubüßen.

- Dabei zeigte sich, dass Menschen sich weniger gestresst fühlen und trotzdem effektiver und qualitativ besser arbeiten, wenn sie eine Aufgabe nach der anderen (und nicht wie so oft gleichzeitig) erledigen und wenn sie sich für das, was zu tun ist, genügend Zeit nehmen. Die altbewährte To-do-Liste kann dabei eine große Hilfe sein.

- Planen Sie Zeiten in Ihrem Kalender ein, zu denen Sie wirklich auf Telefon, Tablet, Notebook und so weiter verzichten und sämtliche elektronischen Kommunikationsmittel zur Seite legen.
- Meiden Sie – wenn immer möglich – besonders abends und im Bett Smartphone und Tablet. Die LCD-Bildschirme dieser Geräte verströmen ein blaues Licht (auch dann noch, wenn das Licht heruntergedimmt ist!), das bewirkt, dass unser Gehirn auf »wach sein« schaltet. Außerdem können die Nachrichten, die wir zu später Stunde empfangen, dazu beitragen, dass sich unser Geist wieder beunruhigt und nicht abschalten kann.
- Praktizieren Sie vor dem Zubettgehen eine kleine Yoga-Sequenz, etwa aus dem Hund, der nach innen schaut (▸ **siehe Seite 102**), dem Schulterstand (▸ **siehe Seite 106**) und der Bauchatmung (▸ **siehe Seite 33**).

AUS ANNAS ERFAHRUNGSSCHATZ

TIPPS MIT BERUHIGENDER WIRKUNG

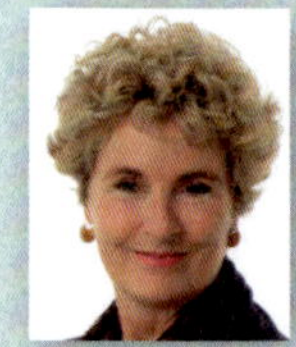

- Der einfache Satz »Ich habe das Recht, mich NICHT zu ärgern!« hat mir schon ganz oft geholfen, mich wieder zu beruhigen, wenn mich etwas wahnsinnig aufgeregt hat.
- Vorbeugen und Umkehrhaltungen werden im Yoga seit Langem genutzt, um den Geist zu beruhigen. Diese Haltungen helfen Ihrem vegetativen Nervensystem, vom Aktivmodus (Sympathikus) auf den Ruhemodus (Parasympathikus) umzuschalten.
- Wenn Sie in einer bestimmten Situation bemerken, dass Sie sehr unruhig und reizbar sind, versuchen Sie sich kurz rauszunehmen: Atmen Sie nach Möglichkeit für 2 bis 3 Minuten ganz tief durch und vertiefen Sie die Ausatmung zusätzlich. Das geht sehr gut, wenn Sie beim Ausatmen laut und vernehmlich seufzen oder laut »Phu« sagen oder einfach gähnen.
- Wenn Sie merken, dass Sie sich im Bett hin und her wälzen und Geist und Körper unruhig sind, versuchen Sie doch mal folgende Methode aus dem Ayurveda: Cremen Sie sich Ihre Füße – und ganz besonders Ihre Fußsohlen – mit einer extrafetten Fußcreme (etwa mit einem sehr hohen Urea-Gehalt) ein.

ENTSPANNUNG FÜR KÖRPER, GEIST UND SEELE

Die folgenden Übungen wirken auf den beruhigenden Ast des vegetativen Nervensystems. Was wiederum direkt auf Ihre Nerven Einfluss hat, sodass Sie »entschleunigen« und Körper und Geist zur Ruhe finden können.

KINDHALTUNG (YOGA-MUDRA)

Diese entspannende Haltung lenkt Ihren Geist ganz nach innen, wenn Sie ihn in dieser Haltung auf Ihren Atem ausrichten.

- Kommen Sie in den Vierfüßlerstand. Schieben Sie Ihr Becken mit geschlossenen Oberschenkeln nach hinten und lassen Sie es zu den Fersen sinken.
- 1 Lassen Sie Ihre Stirn Richtung Boden sinken. Wenn es Ihnen nicht gelingt, den Boden zu erreichen, dann legen Sie Ihre flachen Hände übereinander und die Stirn auf einem Ihrer Handrücken ab.
- Atmen Sie nun ruhig und tief in den Rücken. Spüren Sie, wie Ihr Atem Sie ganz sanft bewegt.
- Verweilen Sie einige Minuten. Spüren Sie das sanfte Weitwerden und Zurückschwingen von Rücken und Becken, die durch Ihre Atmung bewegt werden.

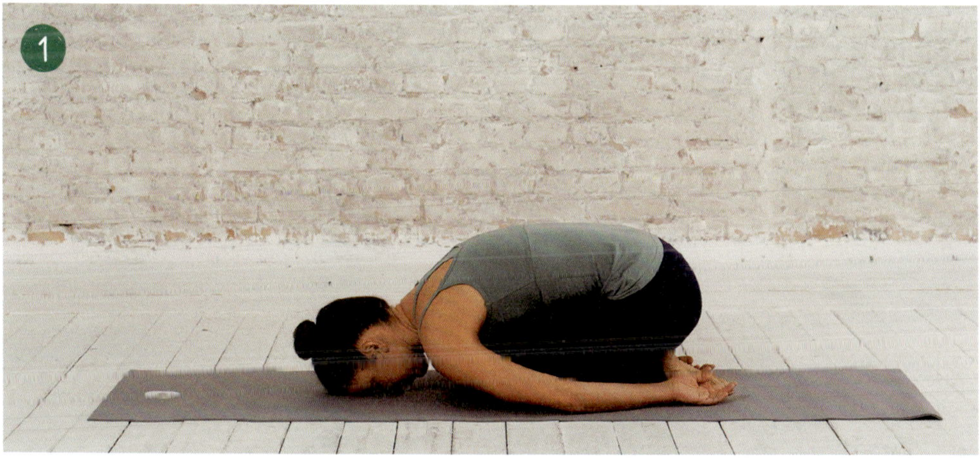

BEWEGUNGSABLAUF KIND – KATZE – HUND

Durch diese Übungsabfolge synchronisieren Sie Ihren Atem mit Ihren Bewegungen und umgekehrt, was dazu führt, dass Ihre Gedanken nicht mehr wild durcheinandergehen. Ihr Atem wird langsamer, und Ihr Geist kann zur Ruhe kommen.

- ❶ Lassen Sie im Fersensitz das Gesäß zu den Fersen und die Stirn Richtung Boden sinken. Strecken Sie beide Arme weit nach vorne aus. Die Hände sind schulterbreit voneinander entfernt, die Finger gespreizt (Mittelfinger parallel). Atmen Sie ein.
- ❷ Runden Sie ausatmend den Rücken vom Becken bis zum Kopf wie zu einem Katzenbuckel und kommen Sie langsam hoch in den Vierfüßlerstand. Schauen Sie zum Nabel.
- ❸ Biegen Sie einatmend Ihre Wirbelsäule vom Becken bis zum Kopf durch, sodass eine harmonische, lang gezogene Rückbeuge entsteht. Schauen Sie nach schräg vorne. Stellen Sie die Zehen auf.
- ❹ Schieben Sie sich ausatmend nach oben hinten in die Haltung des Hundes, der sich dehnt. Schauen Sie zum Nabel.
- ❺ Mit dem Einatmen bringen Sie Ihre Knie behutsam zurück zum Boden und biegen Ihren Rücken wieder durch. Schauen Sie nach schräg vorne.
- ❻ Atmen Sie aus, machen Sie einen Katzenbuckel, schauen Sie zum Nabel und ziehen Sie sich langsam mit dem Gesäß wieder zurück zu den Fersen.
- Wiederholen Sie dies 6-mal im Rhythmus Ihres Atems und lassen Sie eine ruhige und fließende Bewegung entstehen.

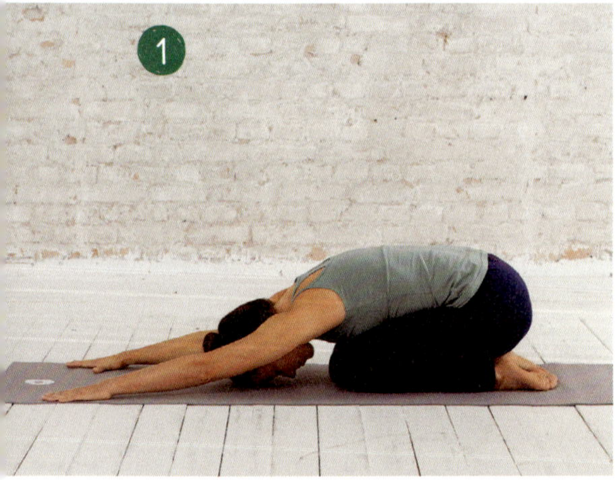

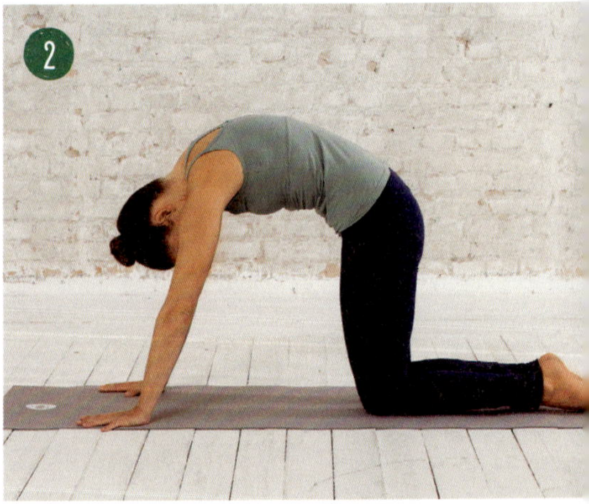

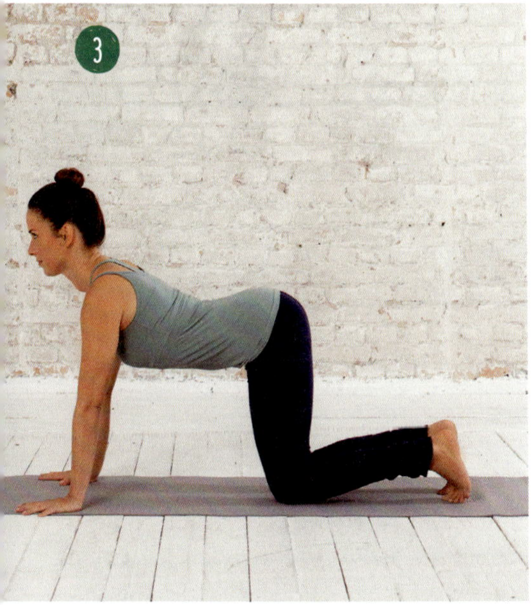
3

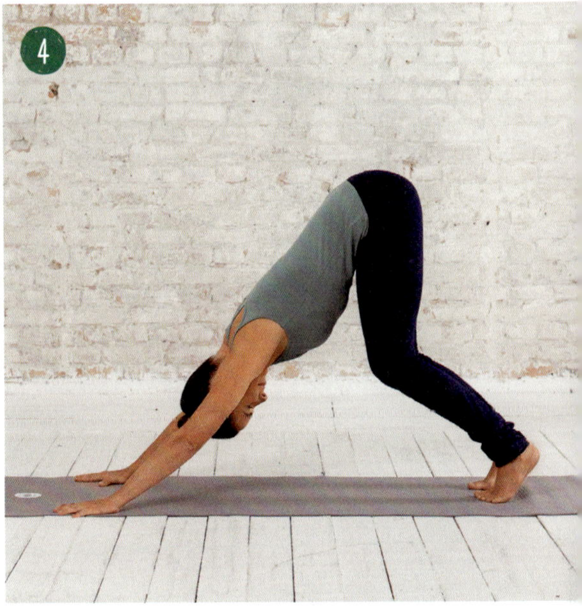
4

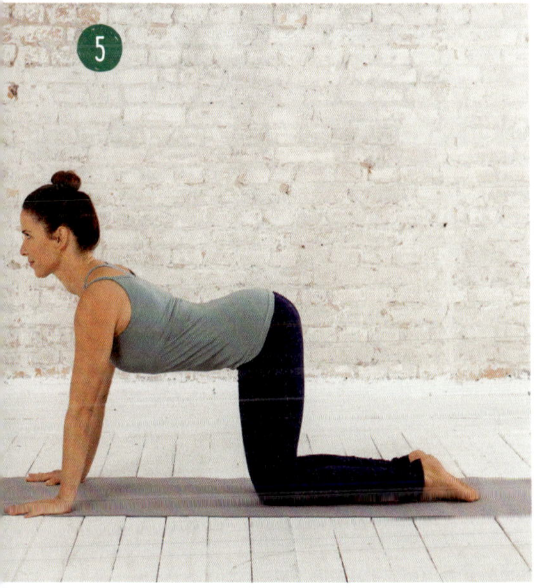
5

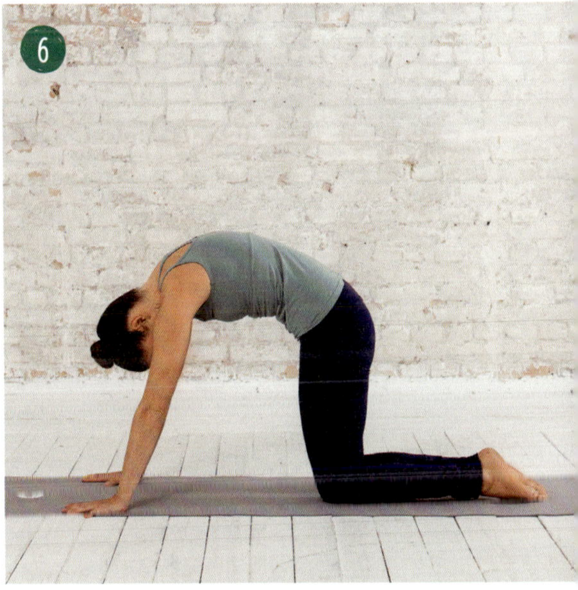
6

DER HUND, DER NACH INNEN SCHAUT (ADHO MUKHA SVANASANA)

Diese Yogahaltung erinnert an einen Hund, der sich genüsslich dehnt. Sie hilft Ihnen, Ihre Aufmerksamkeit ganz nach innen zu richten, und aktiviert eine ruhige, tiefe Bauchatmung. Das beruhigt den Geist.

- Kommen Sie in den Vierfüßlerstand. Stellen Sie die Hände schulterbreit auf und spreizen Sie Ihre Finger ganz weit. Richten Sie die beiden Mittelfinger parallel zueinander nach vorne aus.
- Stellen Sie die Zehen auf und schieben Sie Ihr Becken kraftvoll nach hinten oben.
- (1) Lassen Sie Ihre Beine auf jeden Fall leicht gebeugt. Atmen Sie ruhig und tief weiter und führen Sie räkelnde Bewegungen mit dem Becken, dem Brustkorb und den Schultern aus.
- Fahren Sie damit für mindestens 10 ruhige und tiefe Atemzüge fort. Vertiefen Sie dabei Ihre Ausatmung zunehmend, indem Sie mit jedem Ausatmen intensiv den Bauch einziehen – und ihn beim Einatmen wieder loslassen.
- Um die Haltung zu verlassen, laufen Sie langsam mit den Füßen zu den Händen, bis Sie in der Vorbeuge sind. Einatmend richten Sie sich dann langsam auf.

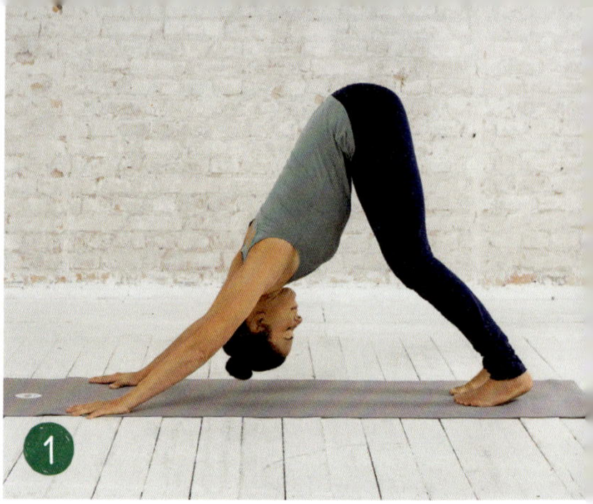

VORBEUGE AUS DER GRÄTSCHE (PRASARITA PADOTTANASANA)

In dieser Haltung lassen Sie Ihren Scheitel zu Boden sinken. Stellen Sie sich dabei am besten vor, wie alle drängenden Gedanken, alle Unruhe und jeglicher Druck über Ihre Schultern, Ihren Nacken und Ihren Kopf zum Boden hinabfließen.

- Kommen Sie in eine weite Grätsche (mindestens 1 Meter). Ihre Füße stehen parallel, die Zehen zeigen nach vorne. Heben Sie beide Fußgewölbe aktiv an, Ballen, Fußaußenkanten und Fersen behalten Bodenkontakt.
- Legen Sie Ihre Hände seitlich an die Hüften. Atmen Sie ein und strecken Sie sich in die Höhe.
- (2) Beugen Sie sich ausatmend vor und fassen Sie mit den Zeigefingern von innen her Ihre großen Zehen.
- (3) Strecken Sie einatmend noch einmal kraftvoll Ihren Rücken und lassen Sie sich dann ausatmend ganz sinken, sodass der Scheitel zum Boden weist.
- Atmen Sie ruhig weiter und lassen Sie mit jedem Ausatmen alle Last und Unruhe zum Boden abfließen.

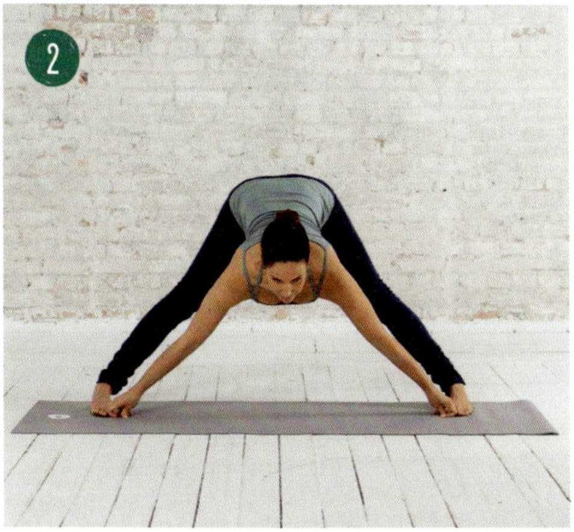

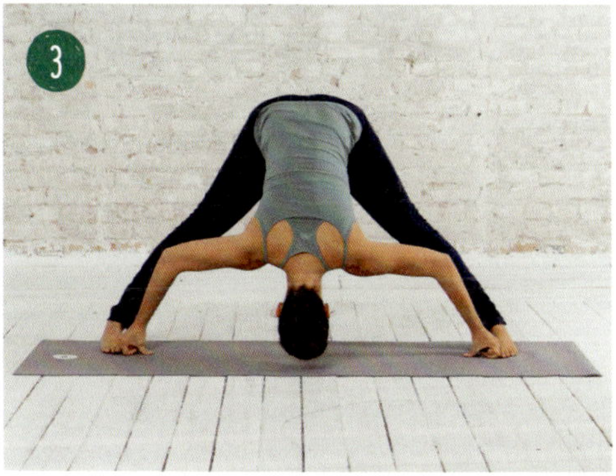

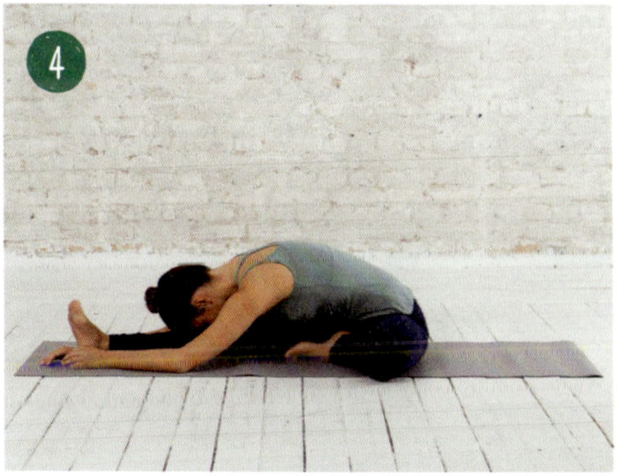

- Verweilen Sie so für etwa 6 Atemzüge. Richten Sie sich dann langsam auf und spüren Sie einen Moment im Stand nach.

VORBEUGE ÜBER EIN BEIN (JANUSHIRSASANA)

Bei dieser Vorbeuge, die auch »Kopf-zum-Knie-Haltung« genannt wird, geht es vor allem darum, den Geist (Kopf) mit Hingabe zum Knie (symbolisch für Demut) sinken zu lassen, ganz egal, wie weit sich beide annähern. Das beruhigt den Geist und hilft ihm, alle Gedanken loszulassen.

- Setzen Sie sich mit gestreckten Beinen auf Ihre Yogamatte. Ziehen Sie die Gesäßmuskeln nach hinten und außen und richten Sie Ihren Rumpf auf.
- Beugen Sie das linke Knie an, ziehen Sie die Ferse des linken Beins dicht an Ihren Damm heran und lassen Sie dann das Knie nach außen sinken.
- Neigen Sie Ihren Rumpf aus den Hüftgelenken heraus nach vorne über das rechte Bein, das über die Ferse gedehnt ist.
- 4 Legen Sie die Hände oder Unterarme seitlich neben dem Bein ab und lassen Sie die Stirn Richtung Knie sinken.
- Entspannen Sie in dieser Vorbeuge den Rücken, den Bauch und den Geist gleichermaßen und atmen Sie ruhig und tief ein und aus.
- Wiederholen Sie die Übung nach einiger Zeit mit einem gestreckten linken und angewinkelten rechten Bein.

SCHILDKRÖTE (KURMASANA)

Die Haltung der Schildkröte steht im Yoga für das Sich-Zurückziehen von der Welt, um im eigenen Inneren Schutz zu finden und die Sinnesorgane und den Geist zu regenerieren. Die »Schildkröte« hilft bei Schlafproblemen meist sehr gut.

- Setzen Sie sich zunächst mit gegrätschten Beinen auf Ihre Yogamatte. Legen Sie sich gegebenenfalls eine zusammengefaltete Decke oder ein flaches Kissen unter Ihr Gesäß, wenn Sie sich dadurch leichter aufrichten können.
- Beugen Sie Ihre Knie leicht an, sodass Ihre Fußsohlen zueinanderweisen.
- Schieben Sie beide Arme unter Ihren Unterschenkeln hindurch und versuchen Sie eine Haltung zu finden, in der Sie die Unterarme bequem zu Boden sinken lassen können.
- 1 Lassen Sie nun auch Ihren Kopf sinken und ziehen Sie sich ganz in sich zurück.
- Atmen Sie nun tief und ruhig in Ihren Bauchraum.
- Um die Haltung zu verlassen, drücken Sie sich mithilfe der Hände wieder hoch in den Sitz.

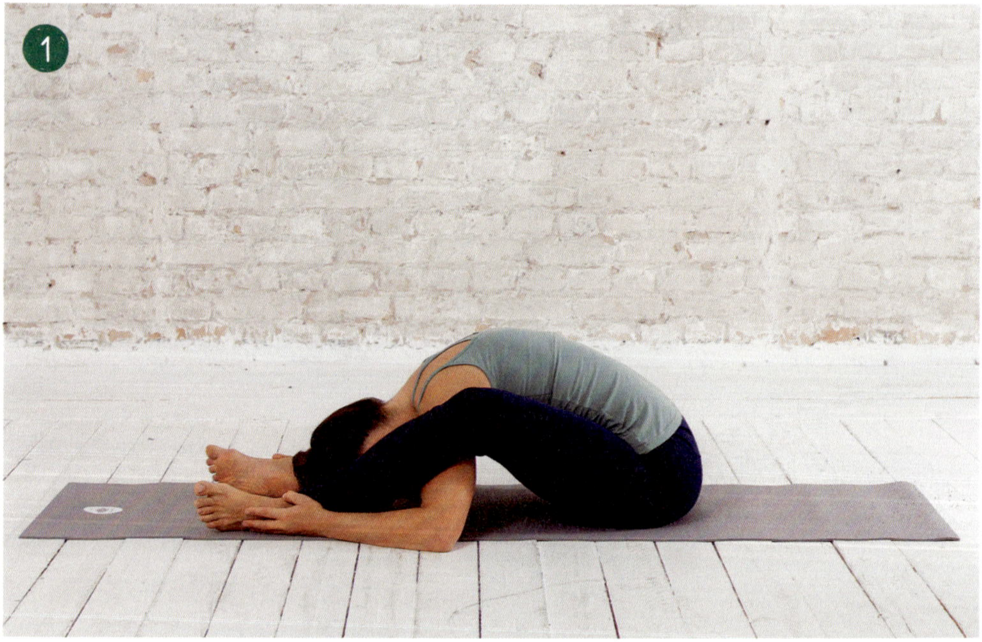

FISCH (MATSYASANA)

Diese Ruhehaltung vermittelt vielen Menschen das Gefühl, endlich wieder tief durchatmen zu können und innerlich weit zu werden. Sie hilft dabei, den Atem und den Geist zu entspannen. Sie brauchen ein Kissen, eine dicke sowie eine leichte Decke und eine Schlafmaske.

- Legen Sie die dicke, zusammengefaltete Decke und das Kissen auf die Yogamatte.
- 1 Lassen Sie sich auf diesem bequemen Polster nieder. Achten Sie darauf, dass Ihre Schultern gut nach unten sinken können, dass Ihr Kopf bequem liegt und dass Sie im unteren Rücken nichts drückt. Legen Sie Ihre Arme neben dem Körper ab oder breiten Sie sie aus.
- Wenn Sie mögen, können Sie sich außerdem eine Schlafmaske aufsetzen und sich mit einer Decke zudecken.
- Verweilen Sie so mehrere Minuten und atmen Sie dabei tief und ruhig ein und aus. Lassen Sie sich immer weiter auf das Polster und mit den Schultern Richtung Boden sinken. Wenn Sie die Haltung verlassen wollen, rollen Sie sich von dem Polster und spüren Sie noch eine kleine Weile in der Rückenlage nach.

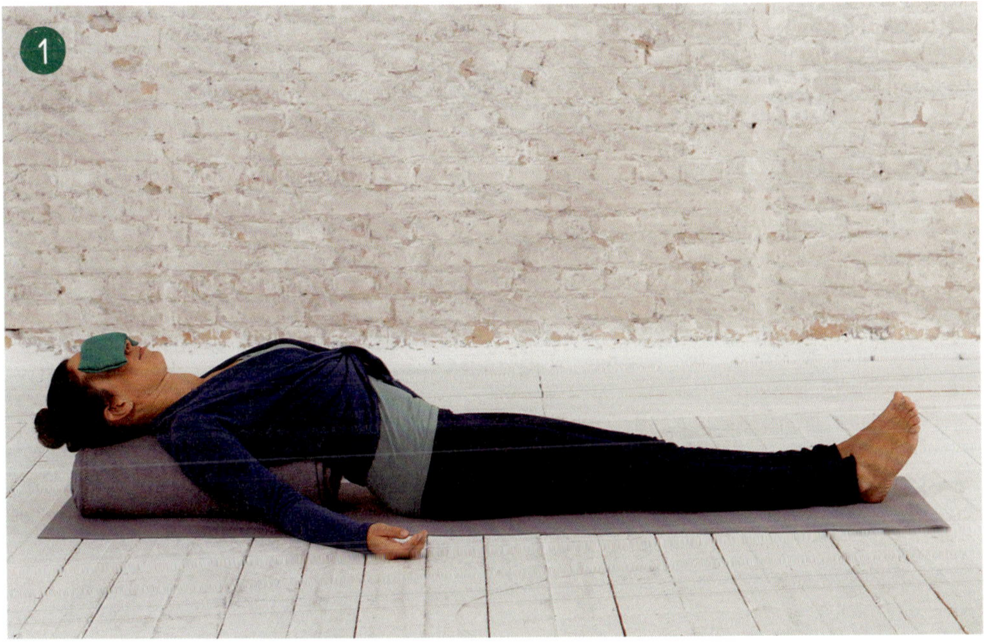

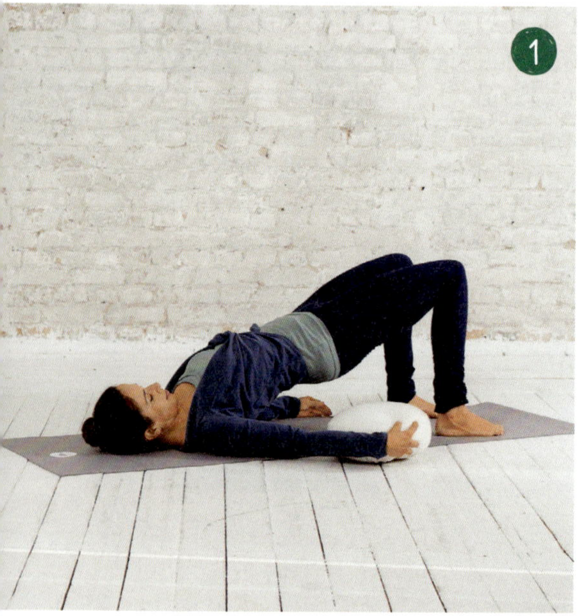

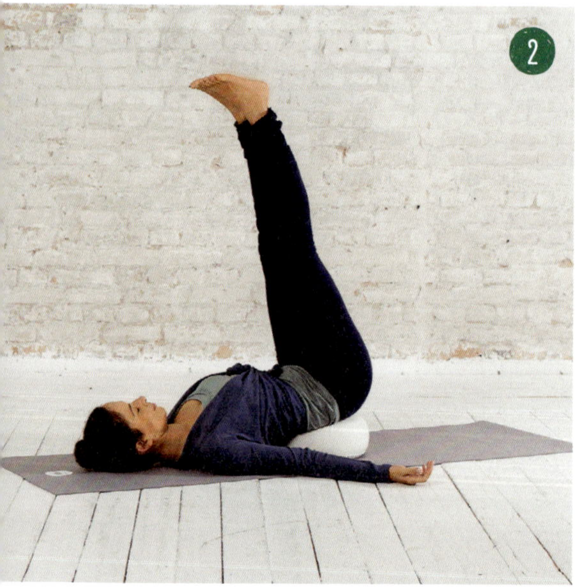

SCHULTERSTAND (VIPARITA KARANI)

Die ruhige, tiefe Bauchatmung im Schulterstand hilft dem Geist zu entspannen und Ihnen, die eigene Mitte zu finden. Diese Yogahaltung hat sich besonders bei Schlafproblemen äußerst bewährt! Alles, was Sie für diese Übung brauchen, ist ein Kissen oder eine zusammengefaltete Decke.

- 1 Kommen Sie in die Rückenlage. Beugen Sie Ihre Beine leicht an, drücken Sie mit den Fersen in oder gegen den Boden und heben Sie Ihr Becken vom Boden ab.
- Ziehen Sie nun ein Kissen oder eine Decke unter Ihr Becken. Senken Sie anschließend Ihr Gesäß langsam ab, bis es gut aufliegt.
- Achten Sie darauf, dass Ihr Nacken, Ihre Schultern und Ihre Arme entspannt am Boden aufliegen.
- 2 Strecken Sie nun beide Beine nach oben, Richtung Decke, und halten Sie sie dort ganz entspannt. Die Füße bleiben dabei ganz locker.
- Verweilen Sie so für einige Minuten und verbinden Sie sich mit der beruhigenden Wirkung Ihrer tiefen Bauchatmung.
- Um den Schulterstand zu verlassen, stellen Sie einen Fuß nach dem anderen wieder auf dem Boden ab. Heben Sie das Becken, entfernen Sie das Polster. Ziehen Sie beide Oberschenkel an Ihren Bauch heran und verweilen Sie dann noch einige Atemzüge in dieser Position.

BIENENSUMMEN (BHRAMARI)

Diese Atemübung sammelt, beruhigt den Geist und hebt nachweislich die Stimmung!

- 1 Kommen Sie in einen bequemen und aufrechten Sitz Ihrer Wahl. Verschließen Sie Ihre Ohren mit den Daumen, legen Sie die Zeigefinger sanft über Ihre Augen, die Mittelfingerkuppen seitlich an Ihre Nasenflügel, die Ringfinger auf Ihre Oberlippe und die kleinen Finger auf Ihre Unterlippe. Diese Handhaltung (Mudra) wird »Das Verschließen der 7 Pforten« (Shanmukti mudra) genannt.
- Lauschen Sie dem Geräusch Ihres Atems für eine Weile.
- Fahren Sie fort, ruhig und tief zu atmen, aber summen Sie nun beim Ausatmen wie eine Biene. Damit eine spürbare Vibration entstehen kann, legen Sie beim Summen die Lippen nur leicht aufeinander und entspannen Ihren gesamten Mundraum. Lassen Sie diesen inneren Raum ganz weit werden und achten Sie darauf, dass Ihre Zunge von der Wurzel (im Kehlraum) bis zur Spitze ganz gelöst auf dem Mundboden ruht. Schon allein dadurch wird sich Ihr Atem vertiefen.
- Wenn nach dem Ein- oder Ausatmen Pausen entstehen, lassen Sie diese zu.
- Beenden Sie das »Bienensummen«, sobald Ihre Arme ermüden. Legen Sie Ihre Hände zurück auf die Knie oder in den Schoß und spüren Sie der Übung noch eine Weile mit geschlossenen Augen nach. Verbinden Sie sich mit den Empfindungen von Gelöstheit und Heiterkeit, die das »Bienensummen« in Ihnen hinterlassen hat.

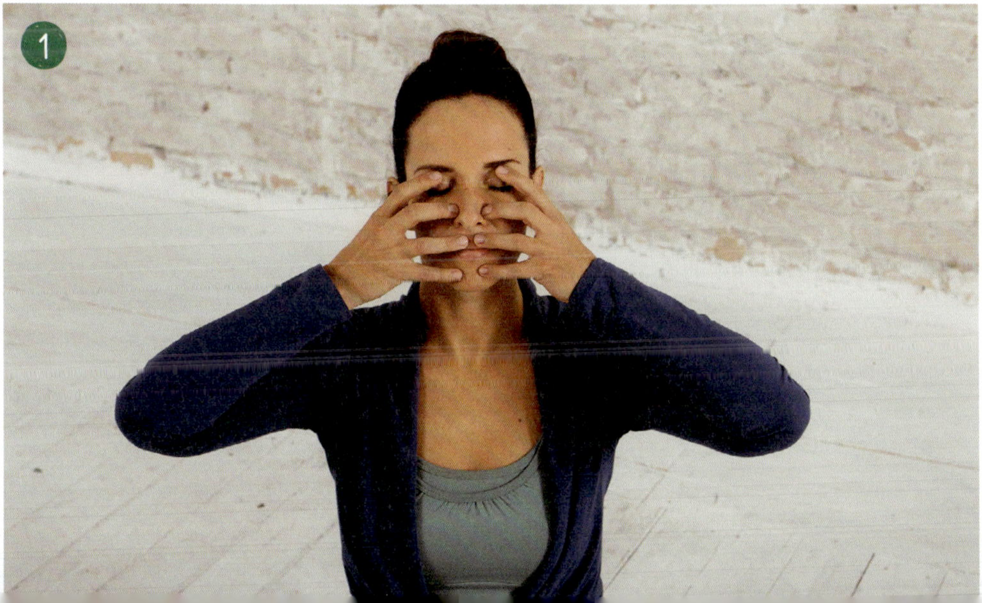

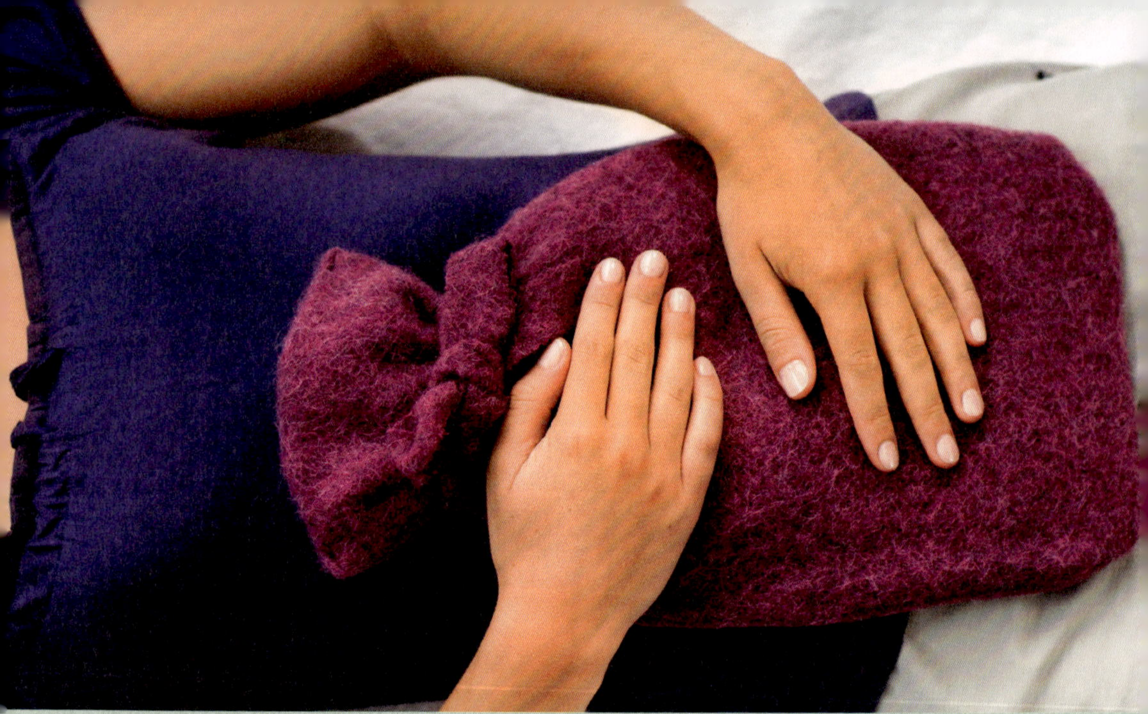

UNTERLEIBSBESCHWERDEN

Bei Unterleibsschmerzen können verschiedene Organsysteme die Ursache sein: die Blase, der Dünndarm, der Dickdarm, aber auch die Eierstöcke oder die Gebärmutter. Manchmal handelt es sich aber auch um eine Schmerzweiterleitung von den Nieren oder von Verspannungen im Rücken. Auch Dysbalancen in den Gelenken zwischen dem Kreuzbein und dem Becken (den Iliosakralgelenken) können über die betroffenen Nerven ins Becken ausstrahlen. Lassen Sie deshalb auf jeden Fall ärztlich abklären, wo Ihre Beschwerden herrühren. Auf den folgenden Seiten stelle ich Unterleibsbeschwerden vor, die ausschließlich Frauen betreffen, weil sie von den inneren weiblichen Geschlechtsorganen herrühren oder durch eine Blasenentzündung verursacht werden. Die Übungen können aber auch bei unklaren Beschwerden helfen.

Typische Symptome

Der Unterleib ist ein hochkomplexer Bereich, in dem viele Organe, Nerven, Muskeln und Bindegewebe eng miteinander vernetzt sind. Hier befindet sich eine riesige Anzahl von Nervenzellen, die die Organe umhüllen und durchziehen und gleichzeitig äußerst feinfühlig auf unser emotionales Befinden reagieren. Deshalb ist es oft nicht leicht, die Beschwerden voneinander zu unterscheiden. So kündigen sich eine Blasenentzündung, eine Darmerkrankung oder das prämenstruelle Syndrom (PMS) häufig zuerst mit unspezifischen Rückenschmerzen an, weil die Wirbelsäule und die Rückenmuskeln mit diesen Organen über die großen Nervengeflechte (dem *Plexus solaris* und dem *Plexus sacralis*) verbunden sind. Diese wiederum interagieren alle sehr eng mit dem vegetativen Nervensystem.

Blasenbeschwerden

Blasenentzündungen können starke Schmerzen bereiten, die in den gesamten Beckenraum ausstrahlen. Erstes typisches Symptom ist in der Regel ein permanenter, kaum zu kontrollierender Harndrang. Beim Gang zur Toilette kommen dann aber oft nur ein paar Tröpfchen. Blasenentzündungen heilen zwar meist gut ab, doch viele Frauen leiden darunter, dass die Entzündungen chronisch werden, also immer wieder auftreten. Sie reagieren sehr empfindlich auf Kalt- oder Zugluft und kaltes Wasser. Die folgenden Übungen helfen Ihnen bei einer Blasenentzündung, das Becken und die Blase zu entspannen und den Unterleib besser zu durchbluten, wodurch die Entzündungsdauer sich oft verkürzen lässt.

Prämenstruelles Syndrom (PMS)

Nahezu jede Frau kennt solche Beschwerden der inneren Geschlechtsorgane, wenn es vor der Regelblutung heftig im Unterleib zieht – manchmal bis in den Rücken hinein. Falls die Regelschmerzen die Eierstöcke betreffen, sind sie seitlich im oberen Unterbauch zu spüren. In beiden Fällen können die Schmerzen krampfartig sein oder auch als ausstrahlender dumpfer Schmerz den Beckenraum ausfüllen. Die Intensität der Regelschmerzen verändert sich typischerweise im Verlauf der Periode.

INFO

ATMEN SIE DEN SCHMERZ ERST MAL WEG

Legen Sie beide Hände auf den Unterbauch und atmen Sie ruhig und tief ein und aus. Der Kontakt der Hände und die rhythmische Atembewegung sprechen direkt das vegetative Nervensystem an und lindern so den Stress der Schmerzempfindung.

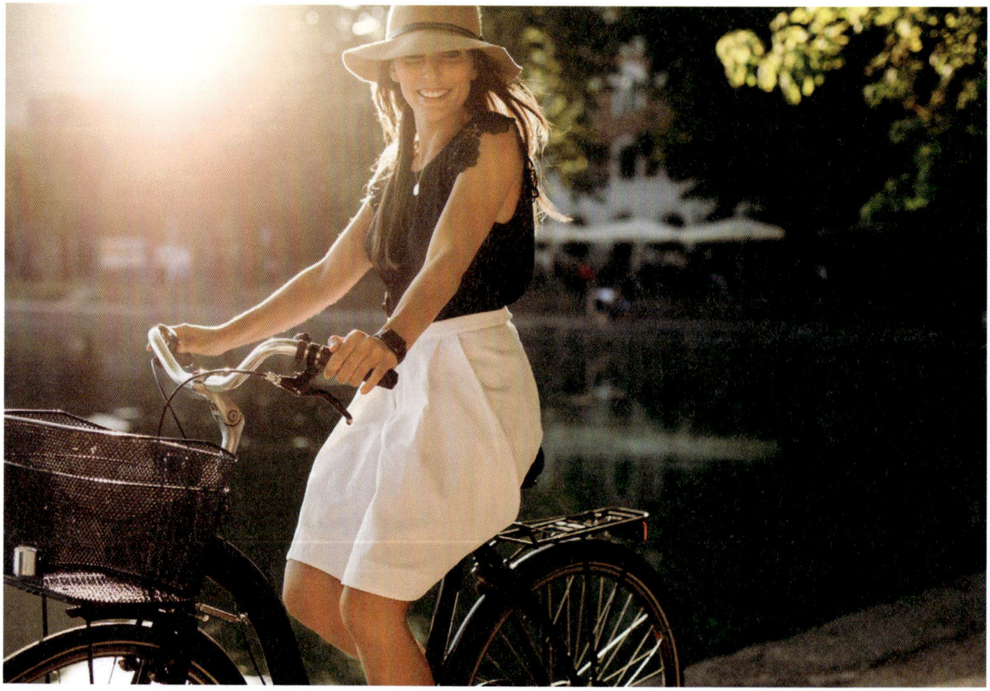

Sanfte Bewegung hilft auch bei Regelschmerzen, weil sie die Durchblutung des Beckens fördert. Achten Sie außerdem auf bequeme Kleidung und Wärme.

Körperliche und mentale Ursachen

Bei Männern sind **Blasenbeschwerden** eher selten. Dass vor allem Frauen von Blasenentzündungen betroffen sind, hat anatomische Gründe: Anders als beim Mann ist die Harnröhre bei der Frau nur sehr kurz und nicht so gut geschützt, sodass Keime schnell in die Blase und in die zu den Nieren führenden Harnleiter wandern können.

Beschwerden der inneren Geschlechtsorgane

Die Regelschmerzen entstehen vor allem dadurch, dass die Gebärmutter ihre **Schleimhaut** ablöst, die dann mittels der Regelblutung abgestoßen wird. Schmerzen in den Eierstöcken tauchen dagegen eher während des **Eisprungs** auf – etwa zwölf bis 14 Tage nach dem ersten Tag der Periode.
Eine weitere Ursache sind **Myome** (gutartige Wucherungen) in der Gebärmutter. Sie tre-

ten meist zwischen dem 35. und 50. Lebensjahr auf und verursachen ziehende Schmerzen, besonders rund um die Wechseljahre. Ihr häufigstes Symptom sind starke und vor allem lang andauernde Regelblutungen. Weniger häufig ist die **Endometriose**. Sie ist eine gutartige Wucherung von Gewebe der Gebärmutterschleimhaut im Becken- und Bauchraum. Sie bleibt oft lange unentdeckt, obwohl sie oft (sehr) schmerzhaft ist.

Was Sie im Alltag tun können

- Bei Blasenbeschwerden ist es wichtig, viel zu trinken, um die Nieren und die Blase gut durchzuspülen. Sehr hilfreich sind Tees oder Kapseln aus Brombeerblättern. Achten Sie immer darauf, den Unterleib warm zu halten. Meiden Sie bauchfreie Kleidung und Hüfthosen. Legen Sie sich etwas unter, wenn Sie auf kalten Flächen sitzen müssen.
- Bei PMS hilft Wärme durch feuchte Leibwickel oder eine Wärmflasche.
- Der Berufsverband der Frauenärzte (BVF) empfiehlt bei Regelschmerzen sportliche Betätigung wie Radfahren, Walking, aber auch Yoga. Geübt werden sollte bereits vor Einsetzen der Blutung. Hintergrund: Die körperliche Bewegung sorgt für eine bessere Durchblutung des Beckens und wirkt somit vorab den schmerzauslösenden Durchblutungsstörungen entgegen, die durch das Zusammenziehen der Gebärmutter verursacht werden.
- Wenn irgend möglich, gehen Sie es rund um die Periode etwas langsamer an. Meiden Sie alles, was Sie anstrengt und stresst.

AUS ANNAS ERFAHRUNGSSCHATZ

HILFE BEI UNTERLEIBSBESCHWERDEN

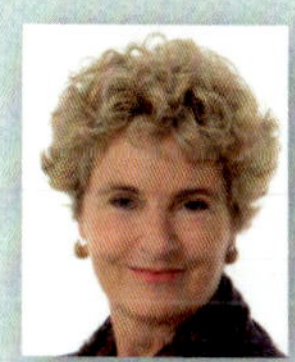

- Rhythmische Bewegung, sanftes dynamisches Yoga oder rhythmisches Vorbeugen und Aufrichten im Grätschsitz helfen, Anspannung der Unterbauchorgane zu lösen.
- Schmerzlindernd wirken sanfte, aber intensive Dehnungen, die in den Unterleib hineinwirken. Atmen Sie dazu in Bauchlage, und mit einer Wärmflasche auf dem Unterbauch, tief ein und aus.
- Durch regelmäßiges Summen lassen sich selbst tief sitzende Anspannungen der Organe oft nachhaltig lösen.
- Tragen Sie bequeme Kleidung. Wenn der Hosenbund zu eng ist, reagiert der Unterbauch oft mit Anspannung.

ÜBUNGEN FÜR DEN UNTERLEIB

Ziel ist es, den Unterleib zu entspannen und die Gewebe der Organe, Faszien und Muskeln wieder behutsam zu dehnen, die sich im Schmerz verkrampft haben. Gleichzeitig wird durch eine vertiefte Atmung der Unterleib sanft massiert.

KRAMPFLÖSENDE ÜBUNG (APANASANA)

Diese Bewegung im Rhythmus Ihres Atems entspannt die Strukturen und Bänder, die die Organe des Unterleibs halten, und tut dem unteren Rücken gut.

- Begeben Sie sich auf Ihrer Yogamatte in Rückenlage, beugen Sie beide Beine nacheinander an und umfangen Sie mit jeder Hand ein Knie.

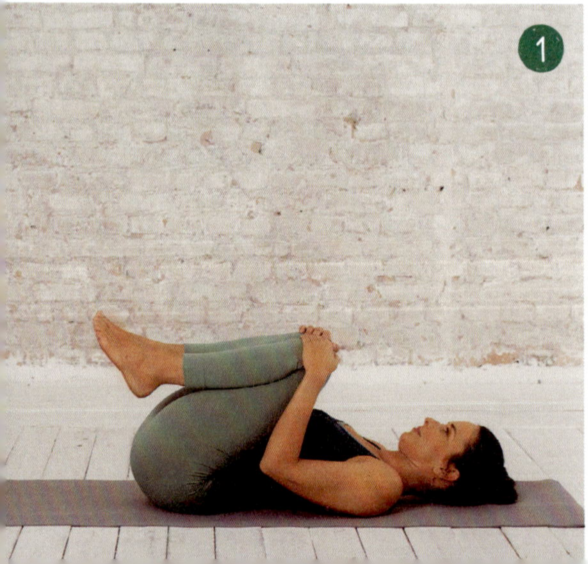

- (1) Ziehen Sie ausatmend mithilfe der Kraft Ihrer Arme beide Beine möglichst dicht an die Bauchdecke, ohne dass sich das Becken oder der untere Rücken vom Boden lösen.
- Streben Sie einatmend mit den Knien vom Körper weg, bis die Arme gestreckt sind.
- (2) Die Schultern bleiben währenddessen in breitem Bodenkontakt, und der Nacken bleibt ganz entspannt.
- Fahren Sie damit eine Weile in Ihrem Atemrhythmus fort: Ausatmend ziehen Sie die Oberschenkel heran, einatmend führen Sie die Schenkel vom Körper weg.
- Intensivieren Sie die Wirkung auf den Unterleib eventuell noch dadurch, dass Sie ausatmend zusätzlich noch etwas die Bauchdecke nach innen ziehen.
- Um die Übung zu beenden, lösen Sie die Hände von den Knien. Stellen Sie anschließend einen Fuß nach dem anderen wieder zum Boden zurück.
- Spüren Sie nach. Wie entspannt und warm fühlt sich Ihr Unterleib jetzt an?

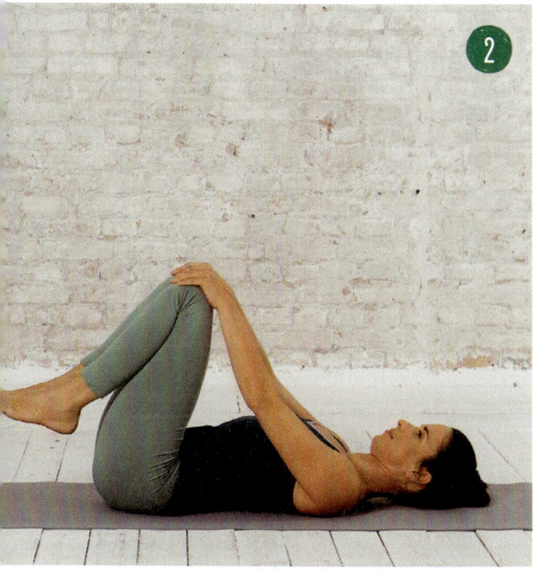

- Atmen Sie nun in regelmäßigen Zügen tief ein und wieder aus und entspannen Sie mit dieser rhythmischen Atmung Ihren Bauchraum – einatmen, ausatmen, einatmen, ausatmen …
- Atmen Sie so für etwa 2 Minuten ruhig und tief weiter und stellen Sie sich vor, wie mit jeder Ausatmung sämtliche Anspannung aus Ihrem Bauchraum herausströmt und mit jeder Einatmung ganz viel Ruhe in ihn hereinströmt.
- Richten Sie sich abschließend ganz langsam auf und spüren Sie in einem Sitz Ihrer Wahl nach. Wie entspannt fühlt sich Ihr Unterbauch jetzt an?

TIEF IN DEN BAUCH ATMEN – KINDHALTUNG

Wenn der Unterleib schmerzt, haben wir oft den Impuls, uns zusammenzuziehen. Genau dem können wir in der Kindhaltung nachgeben, jedoch in Verbindung mit einer tiefen, den Unterleib entspannenden Atmung.

- 3 Legen Sie im Fersensitz beide Hände – zu Fäusten geballt – links und rechts neben Ihren Nabel und begeben Sie sich in die Kindhaltung.
- Erspüren Sie, wie viel Kontakt zwischen Bauchdecke und Oberschenkeln Ihnen jetzt angenehm ist. Regulieren Sie dies, indem Sie Ihre Beine mehr oder weniger dicht geschlossen halten.

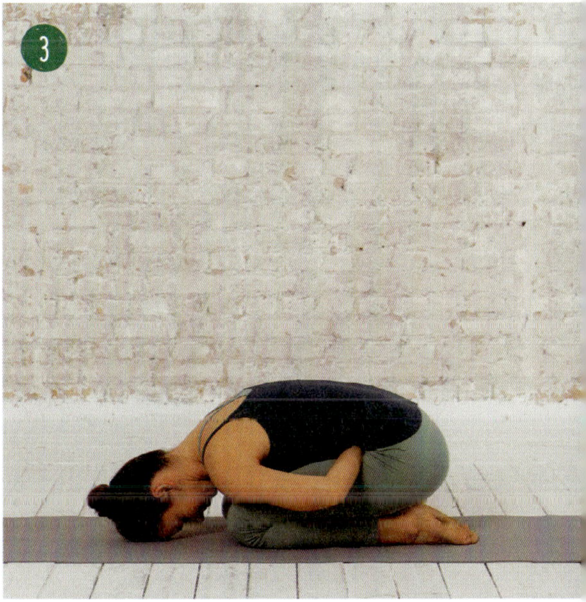

DYNAMISCHE VORBEUGE IN DER WINKELHALTUNG

Auch diese sanfte, rhythmische Bewegung entspannt die inneren Bänder und hilft, den unteren Rücken und den Unterbauch wieder gut zu durchbluten.

- Kommen Sie in einen Sitz mit gegrätschten Beinen. Probieren Sie aus, wie weit Sie Ihre Beine zur Grätsche öffnen können, ohne dass Ihr Becken nach hinten kippt. Legen Sie sich gegebenenfalls ein Kissen unter das Gesäß.
- Ziehen Sie mit beiden Händen Ihre Gesäßmuskeln nach hinten und außen.
- (1) Stellen Sie Ihre linke Hand neben dem Becken auf und legen Sie die rechte Hand in der Leiste an die Innenseite Ihres linken Oberschenkels.
- (2) Streichen Sie ausatmend schräg über den linken Oberschenkel, das Knie und die Außenseite des linken Unterschenkels bis zum Außenknöchel oder zum äußeren Rand Ihres linken Fußes.
- Richten Sie sich einatmend wieder auf und streichen Sie mit der rechten Hand vom linken Außenknöchel außen über den Unterschenkel und schräg über das Knie zur Innenseite Ihrer linken Leiste.
- Wiederholen Sie diese Bewegung etwa 10-mal und lassen Sie die Bewegung immer fließender werden. Wechseln Sie dann zur anderen Seite und streichen Sie etwa 10-mal Ihr rechtes Bein mit der linken Hand.
- Spüren Sie nach. Ihr Unterbauch ist nun gut durchblutet. Fühlen Sie die Wärme und die Entspannung?

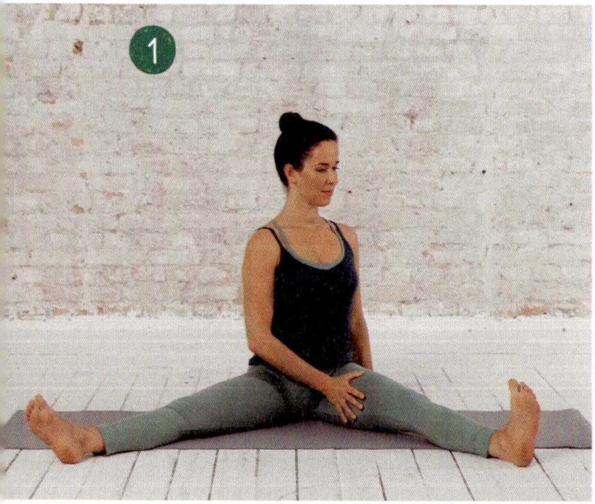

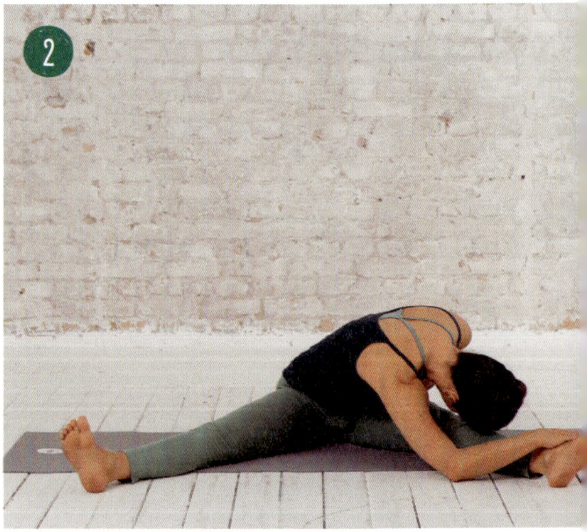

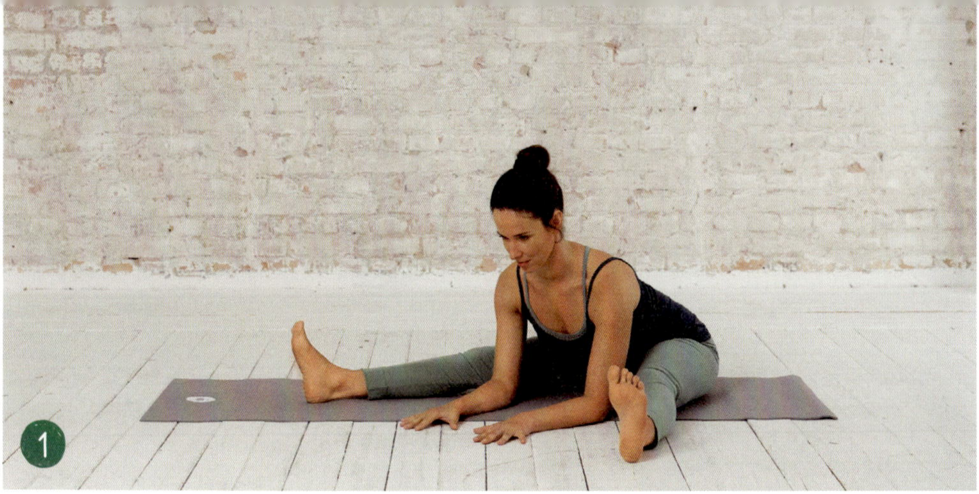

VORBEUGE IN DER WINKELHALTUNG (KONASANA)

Der Grätschsitz mit Vorbeuge ist der Klassiker unter den Yogaübungen, wenn der Unterleib schmerzt. Die Vorbeuge dehnt die verkrampften Faszien im Becken und regt die Durchblutung stark an (wodurch auch die Monatsblutung stärker werden kann).

- Kommen Sie in einen Sitz mit gegrätschten Beinen. Probieren Sie aus, wie weit Sie Ihre Beine zur Grätsche öffnen können, ohne dass Ihr Becken nach hinten kippt. Legen Sie sich gegebenenfalls ein Kissen unter das Gesäß.
- Ziehen Sie mit beiden Händen Ihre Gesäßmuskeln nach hinten und außen und dehnen Sie die Fersen so weit es Ihnen angenehm ist in den Raum.
- Neigen Sie den Rumpf aus den Hüftgelenken nach vorne und halten Sie Ihren Rücken ganz aufrecht. Stützen Sie sich mit den Händen zwischen den Beinen ab.
- 1 Entspannen Sie Ihren Bauch und stellen Sie sich vor, dass seine Organe ganz schwer erdwärts sinken wollen, wobei der Körper ihnen folgt.
- Atmen Sie tief und ruhig weiter. Lassen Sie ein leichtes Auf- und Abfedern zu.
- Verweilen Sie so mindestens für 1 Minute, möglichst jedoch länger.
- Um die Haltung zu verlassen, drücken Sie sich mit beiden Händen wieder hoch.
- Spüren Sie nach. Wie entspannt und warm fühlt sich Ihr Unterleib jetzt an?

TIPP

BEI BLASENENTZÜNDUNG

Wiederholen Sie diese Haltung bei Blasenentzündung 3- bis 5-mal täglich und verweilen Sie so lange wie möglich in der Vorbeuge.

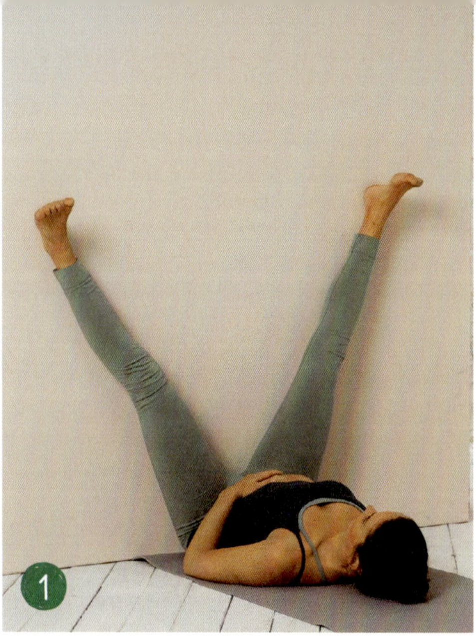

WINKELHALTUNG AN DER WAND

Diese Haltung entlastet gestaute Beine und Fesseln, verstärkt dadurch sanft die Durchblutung der Beckenorgane und dehnt Bänder und Faszien.

- Legen Sie Ihre Yogamatte dicht an die Wand. Legen Sie sich seitlich so hin, dass Ihr Gesäß die Wand berührt. Drehen Sie sich dann auf den Rücken und strecken Sie die Beine an der Wand hoch.
- 1 Lassen Sie die Beine in die Grätsche sinken. Legen Sie beide Händen auf Ihren Unterbauch und entspannen Sie ihn mit jedem Ausatmen etwas mehr.
- Entspannen Sie Ihren Kiefer, schenken Sie sich ein inneres Lächeln und atmen Sie ruhig und tief weiter. Verweilen Sie so einige Minuten.
- Um die Haltung zu verlassen, schließen Sie die Beine und rollen Sie sich auf die Seite. Bleiben Sie noch 2–3 Atemzüge liegen. Richten Sie sich nun langsam auf.
- Spüren Sie nach. Wo konnten Sie Anspannung im Unterleib lösen?

GESCHLOSSENE WINKELHALTUNG

Diese Dehnung des vorderen Beckenbodens entspannt die Bänder und Faszien des Unterleibs. Durch die vertiefte Atmung werden die Beckenorgane massiert.

- Kommen Sie in einen aufrechten Sitz. Hilfreich ist es, sich mit Rücken und Gesäß dicht an eine Wand zu setzen, damit der untere Rücken guten Halt findet.
- Legen Sie Ihre Fußsohlen aneinander. Ziehen Sie mit den Händen die Gesäßmuskeln nach hinten und außen, um die Aufrichtung des Beckens zu unterstützen.
- 2 Ziehen Sie die Füße so dicht wie möglich an den Leib heran und legen Sie die Hände entspannt auf den Unterbauch.
- Verweilen Sie mindestens 10 Atemzüge lang so. Lassen Sie mit jeder Ausatmung Anspannung aus dem Becken in die Erde strömen und nehmen Sie einatmend die ruhige, sanfte Kraft der Erde in sich auf.
- Um die Haltung zu verlassen, legen Sie die Hände seitlich an die Knie und führen diese zusammen.
- Spüren Sie nach. Empfinden Sie eine angenehme Wärme, die Ihren Unterleib durchströmt?

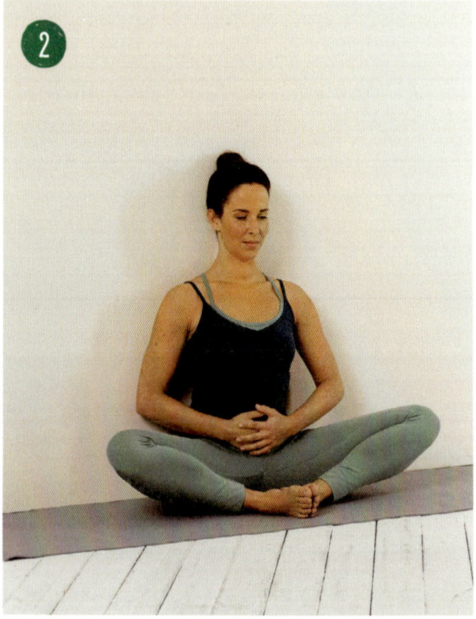

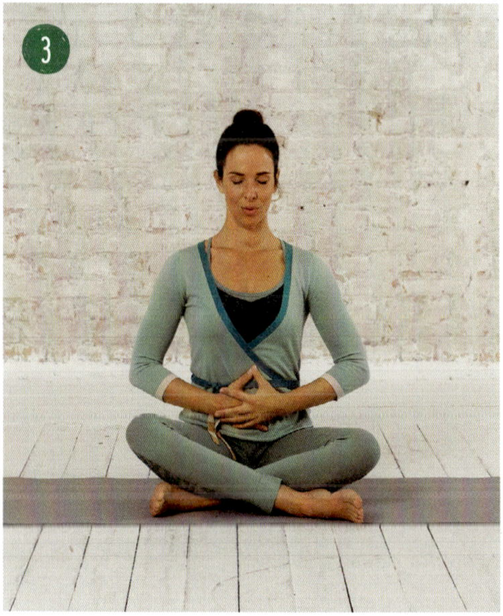

MIT TÖNEN ENTSPANNEN

Da die vorangegangenen Übungen geholfen haben, Ihren Beckenraum zu entspannen, vermag er nun wieder durchlässig und zum Klang- und Resonanzraum für Töne zu werden. Diese Töne, die Sie selbst erzeugen, versetzen Ihre Bauchorgane in sanfte innere Schwingungen, wodurch Sie entspannen können und Ihre körpereigenen Selbstheilungskräfte angeregt werden.

- Kommen Sie in einen aufrechten Sitz Ihrer Wahl, idealerweise in eine Sitz mit gekreuzten Beinen. Wenn Sie den Fersensitz bevorzugen, achten Sie auf einen weiten Abstand zwischen den Knien.
- (3) Legen Sie beide Hände auf den Unterbauch. Beginnen Sie nun gut hörbar, aber entspannt zu summen oder zu tönen.
- Wiederholen Sie das Tönen mindestens eine Minute lang, am besten jedoch noch länger.
- Spüren Sie der Übung nach. Erleben Sie, wie sich Ihr Unterleib entspannt und angenehm warm wird.

TIPP

SINGEN SIE LAUT

Sehr gut geeignet ist das laute Singen der Buchstaben oder Silben »Ö«, »O« oder »HU«, da sie den Unterleib als Resonanzraum nutzen.

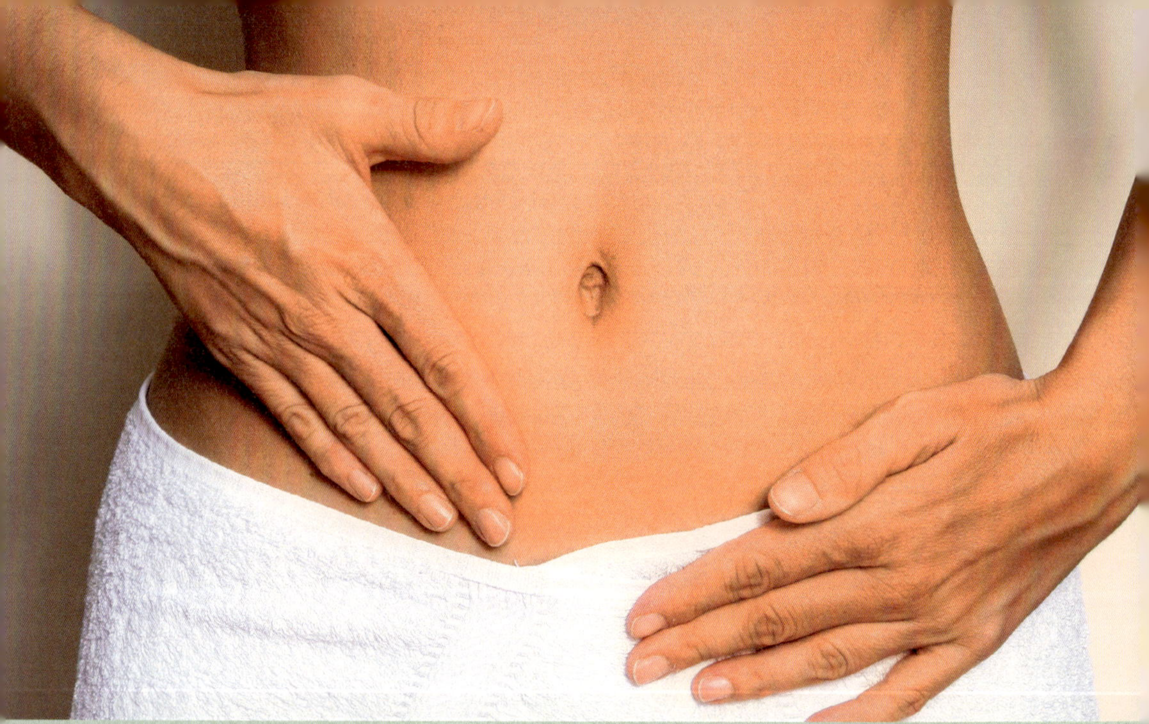

VERDAUUNGSBESCHWERDEN

Im Darm wird die Nahrung, die wir zu uns genommen haben, so verwandelt, dass unser Körper sie aufnehmen und in die Zellen einbauen kann. Er ist unser größtes Verdauungsorgan (die Dünndarminnenwand hat eine Größe von 30 bis 40 Quadratmetern) und besonders im Dickdarm von mehreren Billionen Mikroben besiedelt, mit denen er sich die Arbeit teilt, die Nahrung aufzuschließen und zu verwerten.

Da die Funktion des Darms die Verdauung ist, reagiert er naturgemäß äußerst sensibel auf die Qualität und die Menge der Nahrung, die ihm zugeführt wird. Inzwischen ist bekannt, dass der Darm von einem Nervennetzwerk umsponnen ist, das unserem Gehirn sehr ähnlich ist und über annähernd gleich viele Nervenzellen verfügt. Es wird »Darmhirn« oder »enterisches (= Darm) Nervensystem« genannt und reagiert auf

Reize, ebenso, wie unser vegetatives Nervensystem, mit dem es eng vernetzt ist. So wundert es nicht, dass auch der Darm extrem stressanfällig ist, was (fast) jeder Mensch aus dem eigenen Erleben kennt, etwa wenn man vor einer aufregenden Prüfung plötzlich Durchfall bekommt oder in Phasen großen Kummers Verstopfung.

Typische Symptome

Die Symptome von Verdauungsbeschwerden sind vielfältig und können stark variieren. Besonders häufig sind Völlegefühl, Übelkeit (auch mit Erbrechen), Druckgefühle, Schmerzen oder Krämpfe im Bauch, Blähungen sowie Verstopfungen und Durchfall oder auch der Wechsel zwischen beidem. Wenn solch ein Wechsel die Regel ist, dann leiden Sie wahrscheinlich unter einem chronischen Reizdarmsyndrom. Neuere Untersuchungen zeigen, dass etwa 15 Prozent der europäischen Bevölkerung davon betroffen sind, Tendenz steigend.

Körperliche und mentale Ursachen

Da der Darm so viel Unterschiedliches zu verarbeiten hat, ist er auch leicht zu »irritieren«. Entsprechend sind die Ursachen für Darmbeschwerden vielfältig. Eine Hauptursache liegt in unserem modernen **Ernährungsstil** begründet. Viele Nahrungsmittel sind stark industriell bearbeitet (besonders Fertiggerichte wie zum Beispiel Tiefkühlpizza). Sie sind oft sehr ballaststoffarm, und bestimmte ihrer Inhaltsstoffe (beispielsweise raffinierter Zucker) wirken sich ungünstig auf unsere Darmflora aus. Zusätzlich bewirken viele unserer Nahrungsmittel wie Kaffee, Zucker, Weißmehl, tierisches Eiweiß (wie Fleisch und Milchprodukte), dass unser Organismus übersäuert.

Aber auch aufgrund von **Antibiotikagaben**, durch übermäßigen Fleischkonsum oder durch zu viel Fast Food werden die Bakterien der Darmflora (die das Mikrobiom bilden) so verändert, dass weniger günstige Keime und vermehrt ungünstige, Fäulnis bildende Keime unseren Darm besiedeln. Inzwischen stehen aber auch viele andere Nahrungsmittel im Verdacht, den Darm zu reizen. So nehmen Gluten- oder Laktose-Unverträglichkeiten zu.

Leider dauert es meist länger, um herauszufinden, was genau dem Darm Probleme bereitet. Doch auch in dieser Zeit können Sie von den folgenden Übungen profitieren, die helfen, ihren Darm wieder zu entspannen.

Auch **Bewegungsmangel** setzt dem Darm zu, denn um aktiv zu werden, braucht er ein rhythmisches Gedehnt- und Gedrücktwerden, wie es zum Beispiel beim Walking oder in den Bewegungsabläufen oder Drehhaltungen des Yoga geschieht.

Nichts wirkt sich jedoch nachhaltiger auf unseren Darm aus als (anhaltender) **Stress**,

auf den sein Nervensystem mit Anspannung bis hin zur Erstarrung, mit Schmerzen und Krämpfen reagiert. Übrigens: Wenn der Stress sehr stark ist, dann schaltet sich unser Darm gewissermaßen ab, und wir können gar nichts mehr verdauen, was zu Durchfall, aber auch Verstopfungen führen kann.
Die nachfolgenden Übungen helfen also vor allem Stress abzubauen, der als Hauptauslöser vieler Darmbeschwerden gilt (siehe oben). Die Übungen sind so angelegt, dass sie auf eine Umstimmung des Nervensystems hin zu einer Entspannung und Entkrampfung der Organe, Bindegewebe und Muskeln abzielen. Dadurch lassen sich viele Beschwerden spürbar mildern.

Was Sie im Alltag tun können

- Bei allen Arten von Darmbeschwerden hilft die regelmäßige Einnahme von Gelbwurz (Kurkuma) oder auch von Ingwer, zum Beispiel in Form von Tees. Bei leichteren Entzündungen kann auch Weihrauch Entlastung bringen.
- Meiden Sie alle Lebensmittel, die eine blähende Wirkung haben. Ernähren Sie sich für eine Weile ayurvedisch, das heißt, drei warme Mahlzeiten, zum Beispiel morgens Haferbrei, mittags gedünstetes Gemüse mit Reis und abends eine wärmende Suppe. Essen Sie täglich ein Schälchen gekochte grüne Erbsen.

AUS ANNAS ERFAHRUNGSSCHATZ

TIPPS BEI VERDAUUNGSBESCHWERDEN

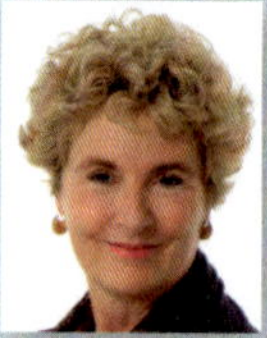

- In der Yogatherapie hat die Behandlung von Verstopfungen große Bedeutung, denn sie werden als Ausdruck einer Verdauungsschwäche, das heißt »eines zu geringen oder schwachen Verdauungsfeuers (Agni)« interpretiert. Da das Verdauungsfeuer als maßgeblich für alle Stoffwechselprozesse gesehen wird, haben die Yogameister (oft gemeinsam mit Ayurveda-Ärzten) viele Übungen entwickelt, die die Verdauung nachhaltig anregen.
- Unerlässlich für eine geregelte Verdauung sind Ballaststoffe, so wie sie uns die Vollwertkost liefert. Sollte dennoch Verstopfung auftreten, dann helfen zum Beispiel fermentierte Lebensmittel wie Sauerkraut oder in hartnäckigen Fällen Indischer Flohsamen.
- Trinken Sie ausreichend. Das verhindert Verstopfung beziehungsweise harten Stuhl.

ERSTE HILFE BEI BLÄHUNGEN

Durch das rhythmische Heranziehen und Wegschieben der Oberschenkel kommen der Darm und die in ihm gestauten Gase wieder in Bewegung. Wenn Sie unter Blähungen leiden, ist diese Übung daher eher etwas für zu Hause.

ANTI-BLÄHUNGS-ÜBUNG (APANASANA)

- Ziehen Sie in Rückenlage die angewinkelten Beine Richtung Bauch. Umfangen Sie dazu mit jeder Hand ein Knie.
- 1 Ziehen Sie ausatmend beide Beine möglichst dicht an die Bauchdecke, ohne dass sich das Becken oder der untere Rücken vom Boden lösen.
- 2 Streben Sie einatmend mit beiden Knien gleichzeitig vom Körper weg, bis die Arme ganz gestreckt sind.
- Intensivieren Sie die Wirkung auf Ihre Verdauung noch, indem Sie ausatmend zusätzlich die Bauchdecke nach innen ziehen und sie vor dem Einatmen wieder entspannen.
- Fahren Sie damit eine Weile in Ihrem Atemrhythmus fort: ausatmend die Oberschenkel heranziehen, sie einatmend vom Körper wegführen.
- Spüren Sie der Übung anschließend noch einen Moment mit gebeugten Beinen nach. Fühlt sich Ihr Bauch nun angeregt, entspannt oder angenehm an?

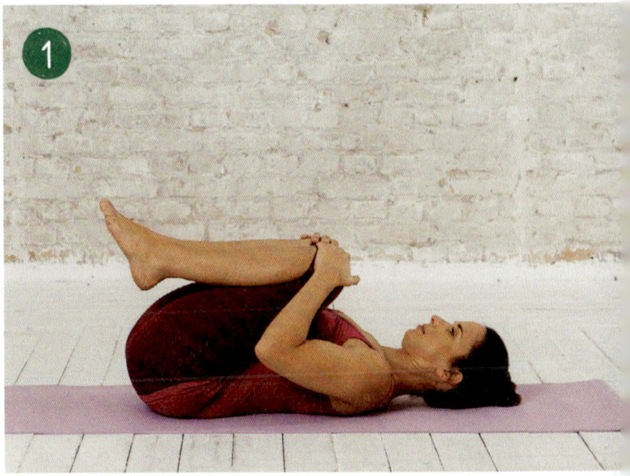

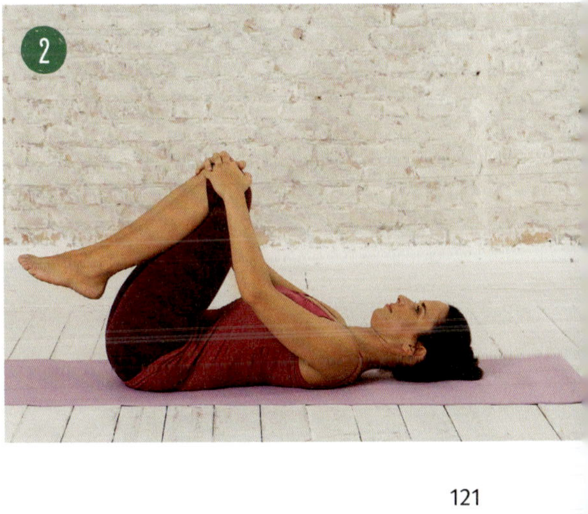

DIE VERDAUUNGSANREGENDE KATZE

Durch die Kontraktionsbewegungen, die Sie bei dieser Yogaübung ausführen, werden die Organe des Bauchraums – und hier vor allem der Darm – sehr stark massiert und angeregt. Das lässt sich noch verstärken, wenn Sie beim Katzenbuckel die Bauchdecke kraftvoll nach innen ziehen.

- Kommen Sie in den Vierfüßlerstand. Stellen Sie die Hände schulterbreit auf, spreizen Sie die Finger so, dass die Mittelfinger parallel zueinander sind.
- (1) Atmen Sie tief aus und ziehen Sie Ihren Nabel aktiv nach innen. Dabei rundet sich Ihr Rücken zum Katzenbuckel, und Ihr Blick ist Richtung Nabel gerichtet.
- (2) Biegen Sie einatmend Ihren Rücken vom Becken bis zum Nacken durch und entspannen Sie dabei Ihre Bauchdecke. Heben Sie den Brustkorb, schauen Sie nach vorne und ziehen Sie Ihre Schultern in die Breite.
- Wiederholen Sie diese beiden Bewegungen etwa 12-mal im Rhythmus Ihres Atems. Der Fokus liegt auf der Vertiefung der Ausatmung und dem aktiven und kraftvollen Einziehen der Bauchdecke. Dadurch entsteht der Katzenbuckel.
- Kommen Sie abschließend in die Kindhaltung und spüren Sie der Übung nach. Spüren Sie die Wärme in Ihrem Bauch und den Effekt auf Ihre Bauchorgane.

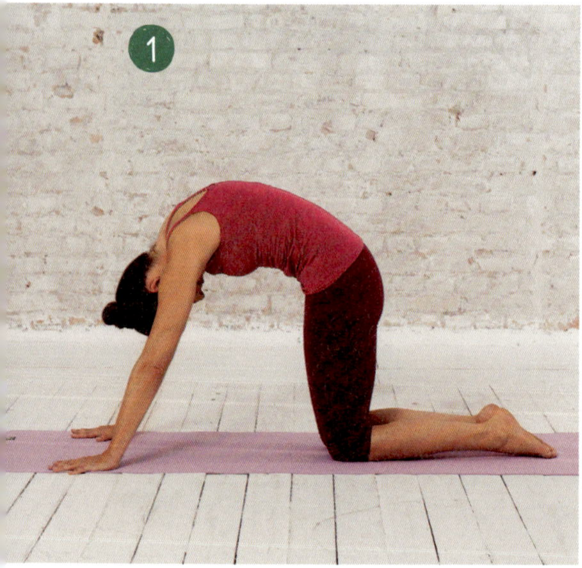

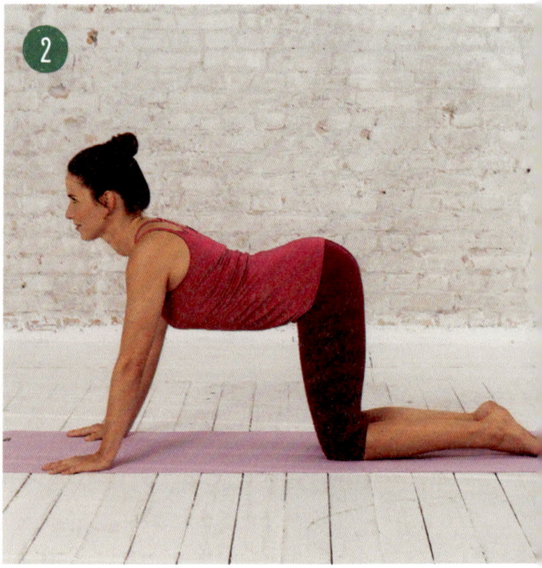

KROKODILDREHUNG (MAKARASANA)

Diese spiralige Drehung im Liegen aktiviert die Durchblutung der Bauchorgane und regt die Darmtätigkeit an.

- Legen Sie sich auf den Rücken, breiten Sie beide Arme seitlich in Schulterhöhe aus, drehen Sie die Handflächen zum Boden und lassen Sie Ihre Schultern in die Breite und Tiefe zum Boden sinken.
- Heben Sie das Becken etwas und verlagern Sie es nach rechts. Strecken Sie das linke Bein aus und stellen Sie den rechten Fuß auf das linke Knie.
- 1 Heben Sie die rechte Hüfte und drehen Sie sich über das linke Bein nach links. Die rechte Schulter bleibt am Boden. Verweilen Sie ruhig atmend in Ihrer maximalen Drehung.
- Dehnen Sie sich weit in den rechten Arm hinein und lassen Sie die rechte Seite des Brustkorbs zum Boden hinunterschmelzen. Um die Haltung zu verlassen, drehen Sie sich zur Mitte zurück.
- Wiederholen Sie sie nach rechts gedreht. Verlagern Sie dafür das Becken nach links, strecken Sie das rechte Bein und stellen Sie den linken Fuß auf.
- Um die Übung zu beenden, drehen Sie sich zurück zur Mitte und stellen Sie einen Fuß nach dem anderen auf dem Boden auf. Spüren Sie, wie angeregt und warm Ihr Bauchraum nun ist.

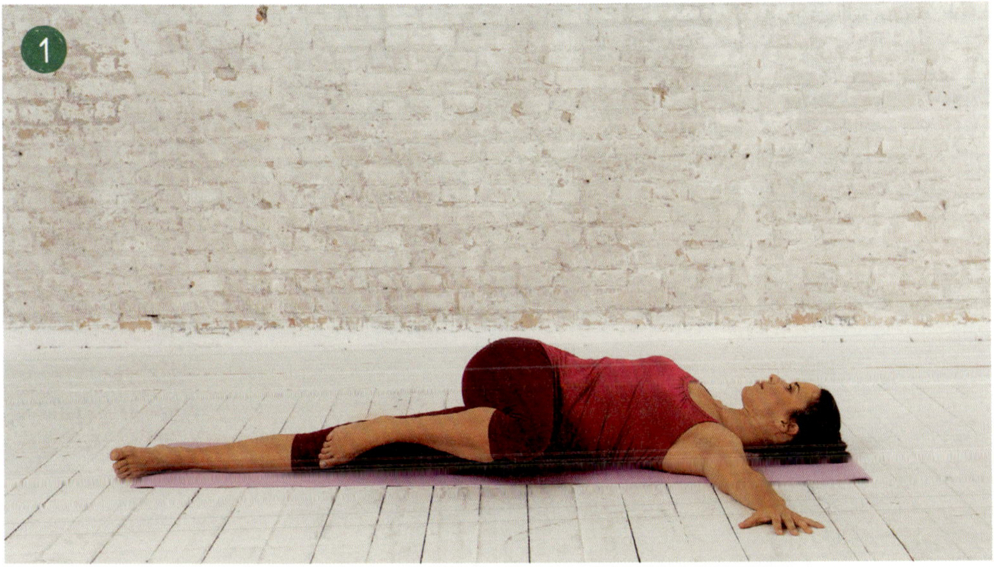

GEDREHTE DEHNUNG

Diese dynamische Bewegung – eine Kombination aus Vorbeuge, Dehnung und Drehung – wirkt aktivierend, krampflösend und entstauend auf alle Bauchorgane.

- Kommen Sie in den Vierfüßlerstand. Stellen Sie Ihre Hände etwa eine Handlänge weiter nach vorne. Die Fingerspitzen der rechten Hand weisen nach links.
- Führen Sie die rechte Hand um das linke Handgelenk herum und streben Sie dann mit ihr weit nach links vorne. Atmen Sie dabei aus und ziehen Sie die Bauchdecke aktiv nach innen.
- 1 Beugen Sie den linken Arm so an, dass der Unterarm senkrecht steht, und drehen Sie den Rumpf nach links unten.
- Kehren Sie einatmend durch kraftvollen Druck der linken Hand gegen den Boden wieder zurück in den Vierfüßlerstand.

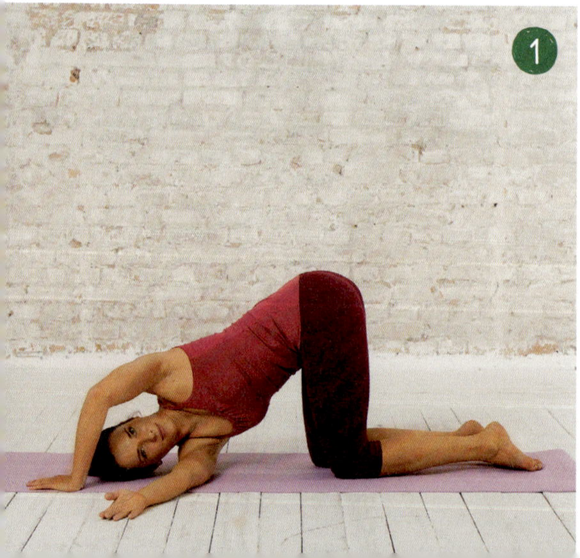

- Wiederholen Sie die gedrehte Dehnung einige Male im Rhythmus Ihres Atems zu jeder Seite. Spüren Sie in einem aufrechten Sitz Ihrer Wahl nach. Wie warm, durchblutet und entspannt fühlt sich Ihr Bauch jetzt an?

DREHSITZ (ARDHA MATSYENDRASANA)

Die Drehung in Verbindung mit der Verengung des Bauchraums durch den herangezogenen Oberschenkel und der Intensivierung des Atems bewirkt eine Massage und damit Aktivierung der Bauchorgane.

- Kommen Sie in einen Sitz mit ausgestreckten Beinen. Wenn Sie Mühe haben, das Becken aufzurichten, dann legen Sie sich ein flaches Kissen oder eine zusammengefaltete Decke unter das Gesäß.
- Dehnen Sie Ihr rechtes Bein über die Ferse. Beugen Sie das linke Bein an und stellen Sie den linken Fuß außen neben das rechte Knie oder den Unterschenkel.
- Ziehen Sie die Pobacken nach hinten außen. Legen Sie die Hände um das linke Knie. Richten Sie sich aus der Kraft der Arme auf und heben Sie den Brustkorb.
- Umfangen Sie mit dem rechten Arm das linke Knie und legen Sie die rechte Hand an die Außenseite des linken Oberschenkels. Drehen Sie den Rumpf nach links und schmiegen Sie die Bauchdecke so intensiv wie möglich an die Innenseite des Oberschenkels.

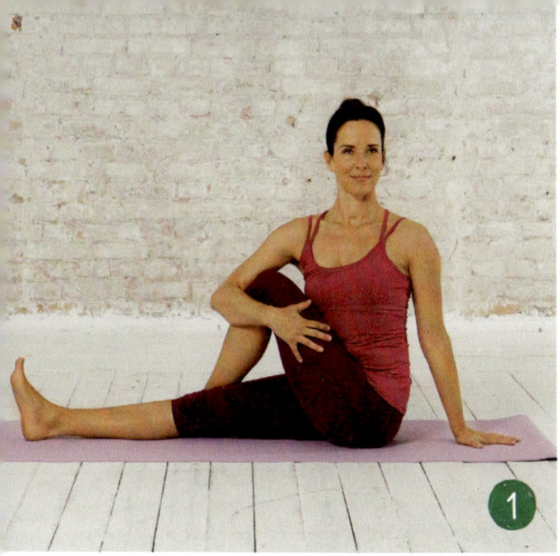

- 1 Stellen Sie die linke Hand hinter dem Gesäß auf. Drücken Sie sich mit der Handfläche vom Boden weg. Beugen Sie den Arm etwas an, ohne aber die Schulter hochzuschieben.
- Nehmen Sie den Kopf so weit mit in die Drehung nach links, wie es Ihnen im Nacken angenehm ist.
- Verweilen Sie so und atmen Sie kraftvoll und tief in den Bauchraum. Intensivieren Sie einatmend den Kontakt der Bauchdecke zum Oberschenkel und ziehen Sie ausatmend aktiv die Bauchdecke ein.
- Kommen Sie nach etwa 12 Atemzügen zur Mitte zurück.
- Wiederholen Sie die Haltung, indem Sie das linke Bein ausstrecken und das rechte aufstellen und sich nach rechts drehen.
- Spüren Sie in einem aufrechten Sitz Ihrer Wahl bewusst nach. Wie angeregt fühlt sich Ihr Bauchraum jetzt an?

ENTSPANNUNGSÜBUNG FÜR DEN BAUCHRAUM

Bei akutem Durchfall braucht der Bauch vor allem eines: Ruhe! Lenken Sie Ihre Atmung sanft in den Bauchraum, um ihn zu entspannen. Bei chronischem Durchfall, wie beispielsweise beim Reizdarmsyndrom, verschafft eine regelmäßige Meditationspraxis Erleichterung – meist nachhaltiger als jede andere Maßnahme. Der Grund: Die Meditation bewirkt, dass sich das vegetative Nervensystem und damit auch das Nervensystem des Darms beruhigen und langfristig stabilisieren kann.

- Legen Sie in einer Haltung Ihrer Wahl die Hände dort auf den Bauch, wo es Ihnen angenehm ist.
- Lächeln Sie in sich hinein (auch wenn Ihnen gerade übel ist), um den Darm zu entspannen. Atmen Sie nun sanft ein und ebenso sanft wieder aus.
- Fahren Sie damit so lange fort, wie es Ihnen angenehm ist.

TIPP

HAND AUFLEGEN

Der Kontakt der Hände zur Bauchdecke bewirkt, dass sich unser Bauch wieder entspannt. Diese Übung können Sie im Liegen, im Sitzen oder notfalls auch im Stehen machen.

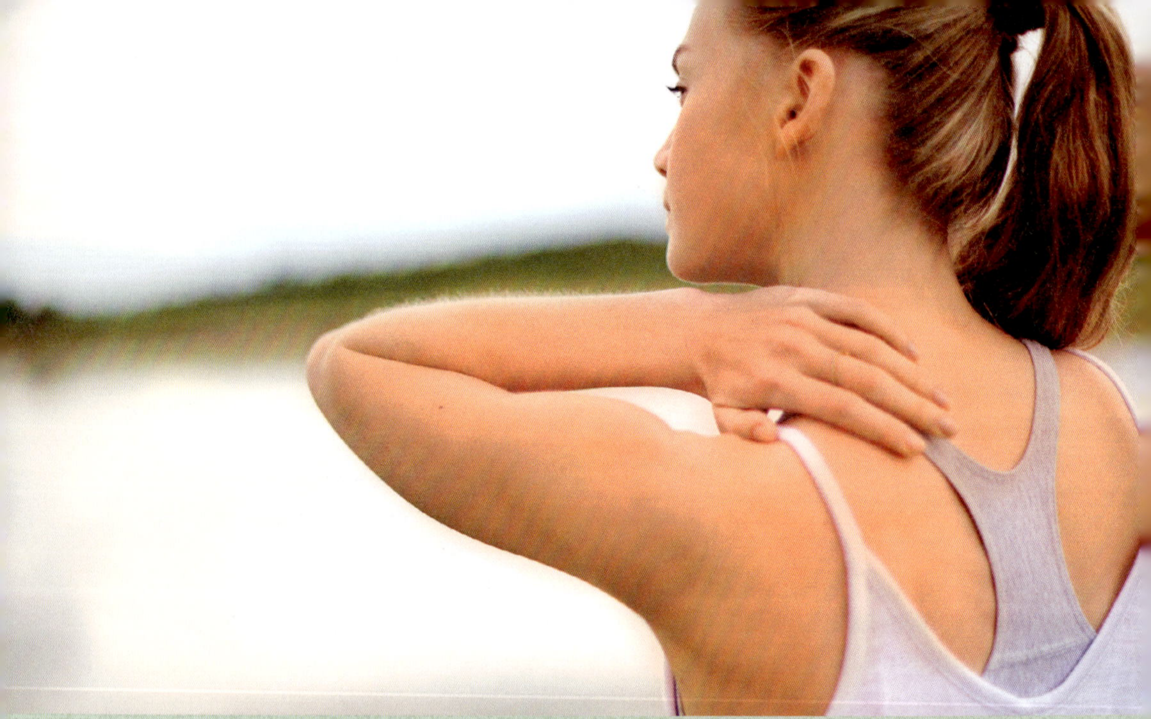

VERSPANNUNGEN IN NACKEN & SCHULTERN

Jeder kennt sie: Verspannungen, Schmerzen und Bewegungseinschränkungen im Nacken- und Schulterbereich, die fast immer gemeinsam auftreten! Bedingt durch Überlastung, Bewegungsmangel und Arbeiten am Computer, sind heutzutage nahezu alle Menschen davon betroffen.
Dadurch, dass wir bei vielen Tätigkeiten (achten Sie mal darauf!) unseren Kopf vor der vertikalen Körperachse halten, sind sowohl Nackenmuskeln als auch Halswirbel ständig sehr belastet. Von diesen strahlen dann die Schmerzen in die Schultern aus.

Typische Symptome

Der Nacken und die Schultern sind verspannt und hart. Die Verspannungen rufen teilweise heftige Schmerzen hervor, die häufig ausstrahlen: Nackenschmerzen können

Spannungskopfschmerz auslösen, Schulterverspannungen bewirken oft ausstrahlende Schmerzen in die Arme. Besonders bei Nackenverspannungen zeigen sich oft auch schmerzhafte Bewegungseinschränkungen, wie etwa bei »steifem Nacken«, die bewirken, dass wir den Kopf nicht mehr drehen und manchmal ihn auch nicht mehr richtig heben und senken können.

Oft gehen damit noch einige weitere Störfaktoren einher: Abnahme des Sehvermögens, Schwindel, Tinnitus. Das hat vor allem damit zu tun, dass in der Halswirbelsäule in den beiden seitlichen Querfortsätzen und durch den Übergang zwischen dem ersten Halswirbel (dem Atlas) und dem Hinterkopf ein Blutgefäß (die Wirbelarterie) verläuft, die den Hinterkopf mit Blut versorgt.

Ist der Hals vorverschoben, dann wird der Blutstrom in dieser Arterie behindert, besonders im Oberkopfgelenk zwischen Atlas und Hinterkopf. Wenn dadurch der hintere Teil des Gehirns nicht mehr richtig durchblutet wird, lässt unser Sehvermögen nach (weil dort das Sehzentrum liegt).

Körperliche und mentale Ursachen

Für Nacken- und Schulterbeschwerden gibt es zwei wesentliche Ursachen:

- **Bewegungsmangel**, in erster Linie durch viel zu langes Sitzen in einer ungünstigen Körperhaltung.
- **Stress** durch allgemeine Überlastung, Termindruck, Multitasking, Mobbing.

Nackenschmerzen

Heute sitzen viele von uns oft jeden Tag mehrere Stunden vor Computerbildschirmen. Da die Arbeitsplätze nur selten ergonomischen Erkenntnissen folgen, bleibt uns häufig keine andere Wahl, als so zu sitzen, dass wir den oberen Rücken runden. Dieser Rundrücken zwingt einen dazu, den Hals weit nach vorne zu schieben und dann das Kinn zu heben, um nach vorne schauen zu können. Das bewirkt eine übermäßige

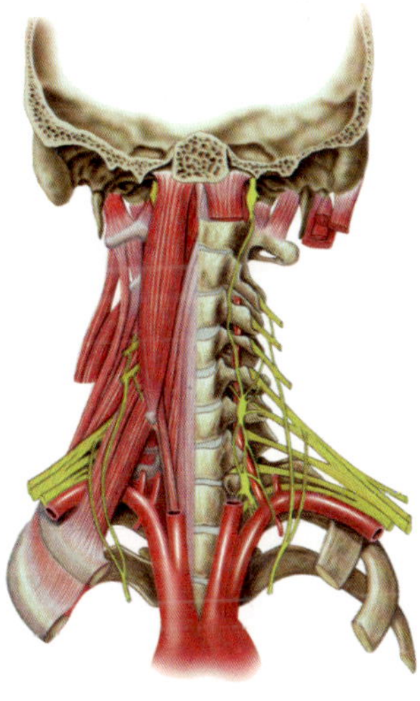

Wenn beim Sitzen am Computer der Kopf nach vorne geschoben wird, leidet vor allem die Wirbelarterie, die in den seitlichen Querfortsätzen der Wirbelsäule verläuft.

Krümmung und Stauchung in der Halswirbelsäule, der sogenannte vorverschobene Hals. Diese Haltung führt zu einer einseitigen Druckbelastung der Bandscheiben und der Halswirbelgelenke.
Wenn Sie sehr angespannt sind oder hoch konzentriert arbeiten, wenn Sie unter Druck stehen oder sich generell gestresst fühlen, wird Ihr Körper mit einer Anspannung des Mundraums reagieren. Sie entsteht, weil die kleinen Muskeln rund um die Kiefergelenke sich reflexartig zusammenziehen, sobald Sie geistig angespannt sind. Da die Muskeln der Kiefergelenke und des Mundes mit den Nackenmuskeln anatomisch in Verbindung stehen, zieht eine Anspannung im Bereich von Kiefer und Kehle immer eine Verspannung der Nackenmuskulatur nach sich.
Dazu kommt noch, dass die Nackenmuskulatur für die andauernde Haltearbeit, die ihr unter Stress abverlangt wird, in der Regel nicht kräftig genug ist. Ein Muskel, der dauerhaft überfordert wird, hat Stress und verspannt sich.

Schulterverspannungen

Unsere Schultern reagieren sehr empfindlich auf Stress und Druck. Wenn wir uns überlastet fühlen und das Gefühl haben, dass zu viele »Päckchen« auf unseren Schultern lasten, dann ziehen wir sie automatisch hoch. Wenn wir chronischen Stress erfahren, verlernen sie wieder, nach unten zu sinken. Muskeln und vor allem die Bindegewebe

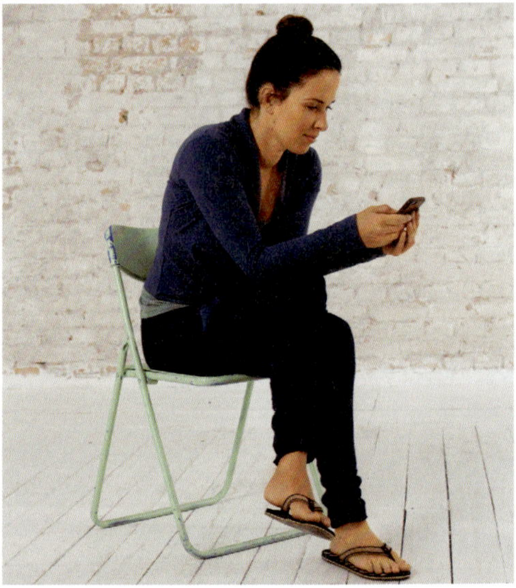

Der konzentrierte Gebrauch des Handys lässt uns oft vergessen auf die Haltung zu achten.

(die Faszien) ziehen sich zusammen und erstarren in ihrer Verspannung. Das Fasziengewebe verhärtet sich chronisch, bis es unmöglich ist, die Schultern einfach loszulassen oder zu entspannen. Da die Schultern von vielen Nerven durchzogen sind, die aus der Halswirbelsäule austreten und die Arme versorgen, ist das Auftreten von Schmerzen unvermeidlich, und es entsteht das »Schulter-Arm-Syndrom« mit ausstrahlenden Schmerzen bis in die Arme.
Die zweite Ursache liegt in einer schlechten Körperhaltung begründet. Wenn wir unseren Rücken nicht richtig (und mühelos) aufrichten können, dann sinkt der Brustkorb

vorne ein, und die Schultern rutschen nach vorne und unten (siehe Abbildung links). Diese Tendenz wird noch dadurch unterstützt, dass wir die Arme fast ausschließlich vor uns halten: wenn wir arbeiten, aber auch nachts, wenn wir auf der Seite schlafen. Das führt dazu, dass sich die Brustmuskulatur immer mehr verkürzt und die Muskeln des Schultergürtels und des oberen Rückens an Kraft verlieren.

Was Sie im Alltag tun können

Wenn wir stundenlang konzentriert arbeiten, registrieren wir oft gar nicht, wie ungünstig unsere Körperhaltung für die Schultern und den Nacken ist! Achten Sie deswegen darauf, sich alle 20 bis 30 Minuten aufzurichten und sich bewusst in alle Richtungen zu dehnen. Nutzen Sie eventuell ein Signal auf Ihrem Smartphone oder Computer, um sich daran zu erinnern.

Halten Sie Ihr Smartphone so hoch wie möglich, wenn Sie Ihre Nachrichten checken. Wenn Sie es bis fast auf Augenhöhe heben, dann werden Sie automatisch ziemlich aufgerichtet sitzen.

Achten Sie nachts auf ein gutes Kopfkissen (Nackenstützkissen), das Ihrem Hals wirklich Halt gibt und erlaubt, dass Ihre Schultern in die Matratze einsinken, wenn Sie auf der Seite liegen.

AUS ANNAS ERFAHRUNGSSCHATZ

ERSTE HILFE BEI VERSPANNUNGEN

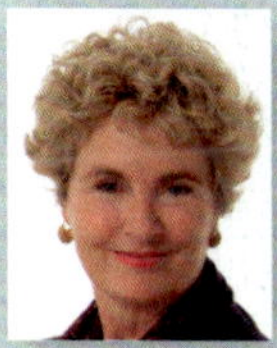

- Im Alltag: Tragen Sie Handtaschen mit Schulterriemen quer. So verrutscht der Riemen nicht, und die Schultern bleiben entspannt.
- Im Wasser: Die beste Übungspraxis neben Yoga, um selbst bei Verspannungen und Schmerzen nachhaltig Kraft im Schultergürtel aufzubauen, ist Aquafitness und Schwimmen. Beim Schwimmen ist es ideal, eine Bahn Brust- und eine Bahn Rückenschwimmen abzuwechseln. Brustschwimmen kräftigt die Nackenmuskeln, Rückenschwimmen die kleinen Muskeln, die direkt vor der Halswirbelsäule (und hinter der Speiseröhre) liegen, die der Halswirbelsäule von innen Halt geben.
- Faszien-Yoga: Lockern Sie die Faszien der Schultern mit einem Igelball. Massieren Sie damit den Nacken- und Schulterbereich an der Wand oder in der Rückenlage auf der Yogamatte.

ENTSPANNUNG FÜR NACKEN UND SCHULTERN

Unsere Nacken- und Schultermuskeln brauchen Übungen, die ihnen helfen zu entspannen, die sie beweglicher machen und die sie kräftigen.

NACKENENTSPANNUNG MIT DEM SOFTBALL

- Kommen Sie in die Rückenlage, beugen Sie die Beine an und stellen Sie Ihre Füße vor dem Becken auf.
- Legen Sie den Ball an den Übergang zwischen Nacken und Hinterkopf. Entspannen Sie den Mundraum und die Zunge und lassen Sie insbesondere den Unterkiefer los. Entspannen Sie die Muskeln Ihres Gesichts und lassen Sie Ihren Kopf schwer auf den Ball sinken.

TIPP

SOFTBALL

Sie brauchen für diese Übung einen Softball (20 cm Durchmesser), den Sie nach Bedarf mit mehr oder weniger Luft füllen können. Für die Nackenentspannung sollte der Ball nicht zu stramm gefüllt sein.

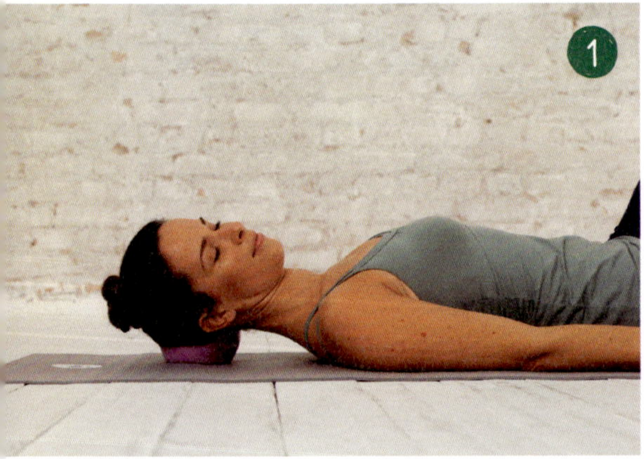

- (1) Rollen Sie nun Ihren Kopf ganz sanft auf dem Ball nach links und rechts. Lassen Sie dabei das Gewicht Ihres Kopfes in den Ball sinken und entspannen Sie immer weiter Mundraum und Gesicht.
- Fahren Sie damit einige Minuten fort.
- Um die Übung zu beenden, heben Sie den Kopf mithilfe einer Hand etwas an und holen den Ball unter dem Nacken hervor.
- Legen Sie Ihren Kopf behutsam zum Boden zurück und werden Sie sich bewusst, wie Sie Ihren Nacken wahrnehmen und wie schwer und entspannt Ihr Kopf jetzt auf dem Untergrund aufliegt.

NACKENDEHNUNG

Diese Übung stammt aus der Schmerztherapie, die Roland Liebscher-Bracht mit seiner Frau, der Ärztin Petra Bracht, entwickelt hat. Damit die richtigen Muskeln gedehnt werden, ist es sehr wichtig, alle Schritte der Anleitung sehr genau zu befolgen.

- Kommen Sie in einen bequemen und aufrechten Sitz Ihrer Wahl (gerne auch auf einem Stuhl).
- Achten Sie darauf, dass sich Ihr Kopf genau über dem Becken befindet.
- Beugen Sie Ihren linken Arm dicht am Körper an und ballen Sie die linke Hand zur Faust. Sie befindet sich nun vor Ihrer linken Schulter.
- Drehen Sie den Kopf so weit nach links, bis Sie Ihre Faust sehen. Senken Sie Ihr Kinn, sodass Ihre Nase zur Faust weist.
- Legen Sie Ihre rechte Hand so über Ihren Kopf, dass Ihre Fingerspitzen an Ihrem linken Ohr zu liegen kommen.
- 1 Ziehen Sie nun behutsam, aber doch auch deutlich spürbar Ihren Kopf nach rechts. Ziehen Sie gleichzeitig Ihre linke Schulter nach unten und außen.
- Verweilen Sie so etwa 1 Minute ruhig atmend und schauen Sie dabei immer weiter zu Ihrer linken Faust.
- Lösen Sie anschließend die rechte Hand vom Kopf. Verweilen Sie noch in der Haltung und versuchen Sie nun aktiv, das linke Ohr und die linke Schulter voneinander weg zu dehnen.
- Heben Sie dann behutsam den Kopf zur Mitte. Spüren Sie einige Atemzüge nach und wiederholen Sie dann die Dehnung zur anderen Seite.

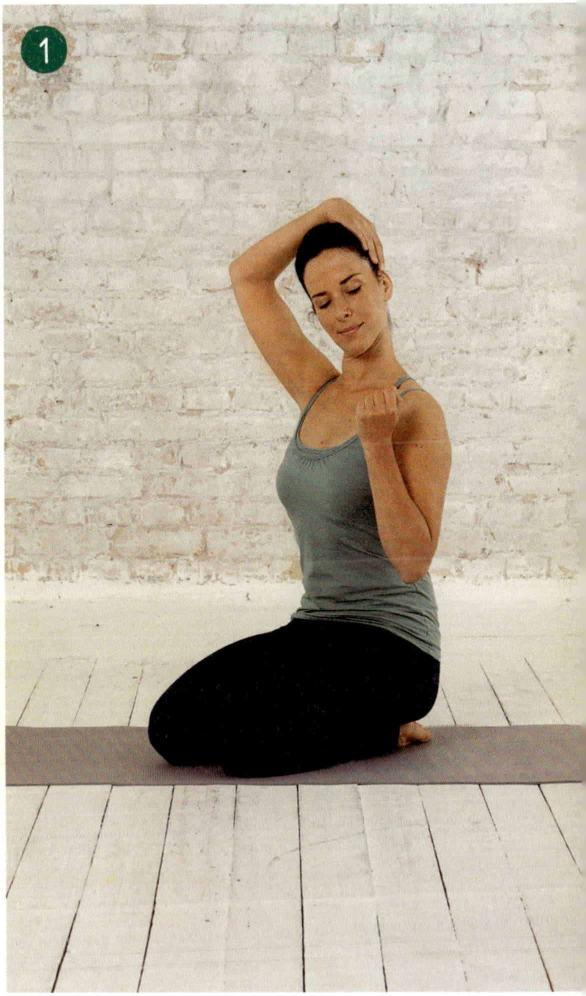

SCHULTER-»BOXEN«

Diese Übung regt sehr intensiv die Durchblutung des Schultergürtels an.

- In Rückenlage beugen Sie die Beine an und stellen die Füße vor dem Becken auf.
- Kiefer und Gesicht sind entspannt.
- Heben Sie Ihre Arme Richtung Decke und ballen Sie Ihre Hände zu losen Fäusten.
- (1) Machen Sie nun schnelle Boxbewegungen mit gestreckten Armen. Heben Sie dafür im Wechsel das rechte und das linke Schulterblatt und lassen Sie es hörbar zur Erde zurückfallen.
- Fahren Sie damit ungefähr 1 Minute so kraftvoll und intensiv wie möglich fort und lassen Sie Ihren Atem fließen.
- Legen Sie die Arme zurück neben den Körper und spüren Sie nach. Wie geht es Ihren Schultern jetzt? Wie flach und breit liegen sie auf? Spüren Sie, wie warm und durchblutet Ihr Schultergürtel jetzt ist.

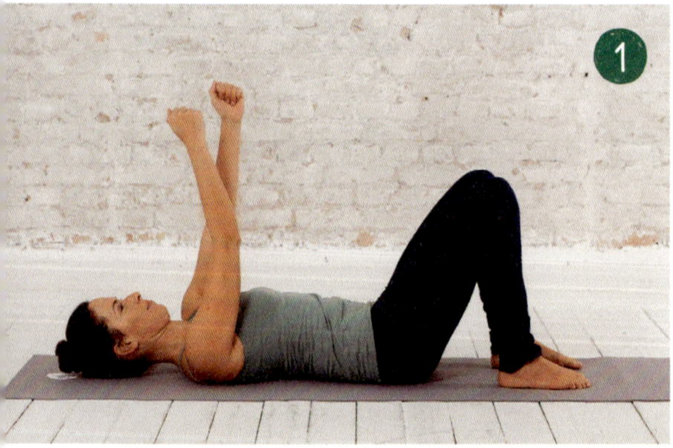

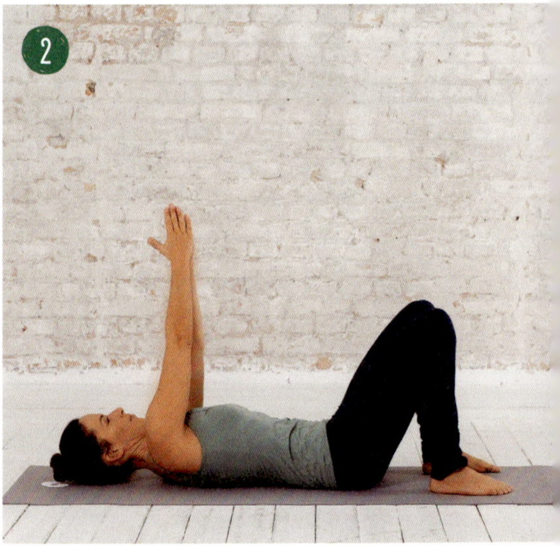

SCHULTERKREISEN IM LIEGEN

- In Rückenlage beugen Sie die Beine an und stellen die Füße vor dem Becken auf.
- Kiefer und Gesicht sind entspannt.
- Heben Sie Ihre Arme Richtung Decke und legen Sie die Handflächen aneinander.
- (2) Atmen Sie ruhig weiter und führen Sie Ihre gestreckten Arme so, als wollten Sie einen Kreis an die Decke malen.
- Wechseln Sie die Drehrichtung mehrmals und spüren Sie das Kreisen zwischen Ihren Schulterblättern ganz bewusst.
- Um die Übung zu beenden legen Sie die Arme zurück neben den Körper und spüren Sie nach. Wie empfinden Sie Ihren Schultergürtel? Liegt er breiter, schwerer und entspannter auf der Matte?

MEHR BEWEGLICHKEIT IN NACKEN UND SCHULTERN

Die folgenden Übungen mobilisieren und entspannen zugleich. Die erste Übung können Sie auch am Schreibtisch machen.

DIE BEWEGUNG FOLGT DEM BLICK

- Aufrecht sitzend legen Sie die linke Hand in den Schoß, heben Sie die rechte Hand und schauen Sie in die Handfläche.
- (1) Führen Sie den rechten Arm im Rhythmus Ihres Atems im Wechsel in Augenhöhe nach rechts und links. Lassen Sie die ganze Zeit Ihren Blick in Ihrer Handfläche ruhen, sodass Brustkorb und Kopf sich wie von alleine bewegen.
- Nach 1 Minute wechseln Sie den Arm und fahren 1 Minute mit der Bewegung fort.
- Halten Sie inne, legen Sie beide Hände in den Schoß und schließen Sie für einige Atemzüge die Augen.
- Heben Sie nun die rechte Hand auf Augenhöhe und führen Sie sie einatmend weit nach oben (2) – sodass Ihre Wirbelsäule sich streckt, und ausatmend nach unten (3) – wodurch Ihr Rücken sich rundet und Ihr Kopf sinken wird.
- Nach 1 Minute wechseln Sie den Arm und fahren 1 Minute mit der Bewegung fort.
- Halten Sie dann wieder inne, legen Sie beide Hände in den Schoß und schließen Sie die Augen.
- Wie fühlen sich Ihr Nacken und Ihr oberer Rücken nach dieser Mobilisation an? Spüren Sie dort eine Art Befreiung oder mehr Durchlässigkeit?

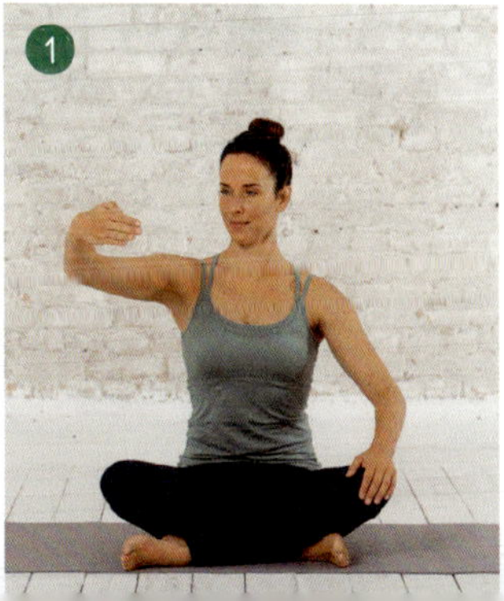

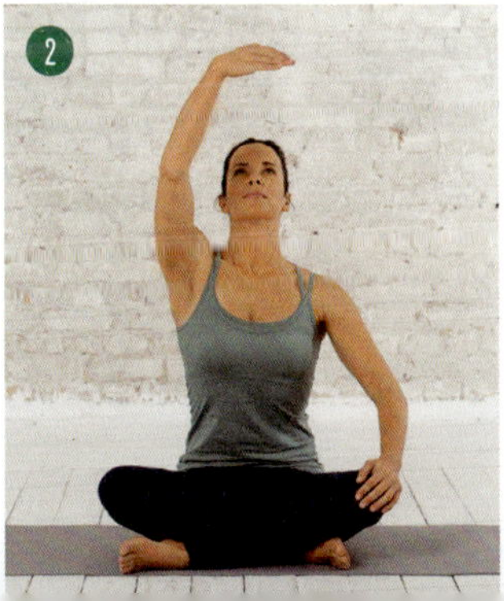

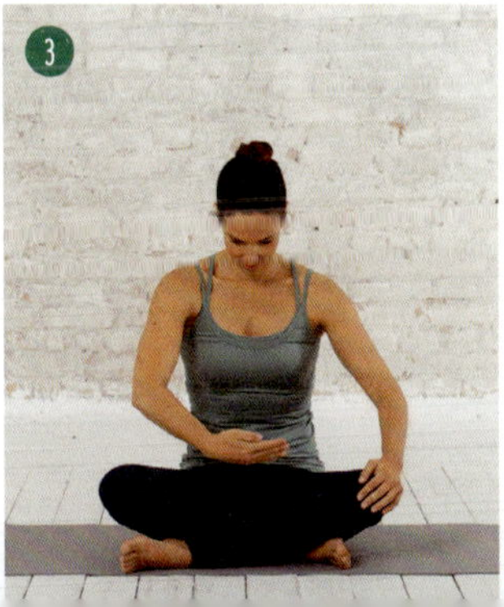

DIAGONALE DEHNUNG

- Kommen Sie in den Vierfüßlerstand. Stellen Sie die Hände etwas weiter nach vorne auf und spreizen Sie die Finger.
- Legen Sie die rechte Hand vor die linke und dehnen Sie die Finger weit nach vorne. Ziehen Sie ausatmend Ihr Becken nach hinten oben.
- 1 Halten Sie beide Unterarme etwas über dem Boden, drehen Sie den Kopf leicht nach links und lassen Sie sich so weit wie es Ihnen angenehm ist in die Dehnung der rechten Flanke, der Achselhöhle und des Arms sinken.

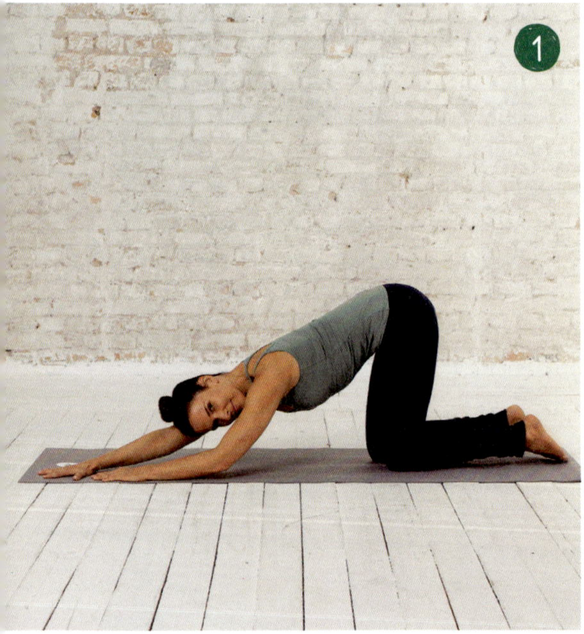

TIPP

KNIEGELENKE SCHONEN

Wenn Sie empfindliche Knie haben, legen Sie sich bei den Übungen im Vierfüßlerstand eine Schaumstoffplatte oder Decke unter, um die Druckbelastung auf die Gelenke zu mindern.

- Kommen Sie einatmend zurück in den Vierfüßlerstand.
- Legen Sie nun die linke Hand vor die rechte, dehnen Sie die Finger weit nach vorne. Ziehen Sie ausatmend Ihr Becken nach hinten oben.
- Achten Sie wieder darauf, dass beide Unterarme etwas über dem Boden bleiben. Drehen Sie den Kopf leicht nach rechts und dehnen Sie sich so weit wie es Ihnen angenehm ist in die linke Flanke, die Achselhöhle und den Arm.
- Kommen Sie einatmend zurück in den Vierfüßlerstand.
- Wiederholen Sie diesen Ablauf im Rhythmus Ihres Atems 6- bis 8-mal zu jeder Seite. Achten Sie darauf, die jeweils vorne liegende Hand gut im Boden zu verwurzeln und nach schräg vorne streben zu lassen.
- Setzen Sie sich anschließend auf und spüren Sie dieser Dehnung nach. Wie fühlt sich Ihr Schultergürtel nun an? Ist Ihr Atem weiter und tiefer geworden?

SCHULTERBRÜCKE (DVI PDA PITTAMASANA)

Diese leichte Umkehrung dehnt ganz automatisch sanft den Nacken.

- Kommen Sie in die Rückenlage und stellen Sie beide Beine auf. Ihre Füße sind knapp beckenbreit geöffnet und stehen parallel zueinander.
- Legen Sie Ihre Arme entspannt neben Ihrem Körper ab. Atmen Sie ruhig aus.
- 1 Schmiegen Sie die Großzehenballen an den Boden und drücken Sie kraftvoll mit den Fersen in den Boden. Heben Sie dadurch einatmend das Becken so weit, wie es mühelos möglich ist, und kommen Sie so in die Schulterbrücke.
- Entspannen Sie Ihren Nacken in die Länge und Ihre Schultern in die Breite. Atmen Sie tief und ruhig in Ihren Bauchraum.
- Verweilen Sie in dieser Haltung so lange es Ihnen angenehm ist. Entspannen Sie Nacken und Schultern mehr und mehr und lösen Sie über die ruhige Atmung und über ein inneres Lächeln auch alle Anspannung im Bauchraum.
- Um die Haltung zu verlassen, senken Sie langsam und achtsam Rücken und Becken wieder zum Boden ab.
- Spüren Sie der Übung für einige Atemzüge nach und werden Sie sich bewusst, wie entspannt sich Ihre Schultern und Ihr Nacken nun anfühlen.

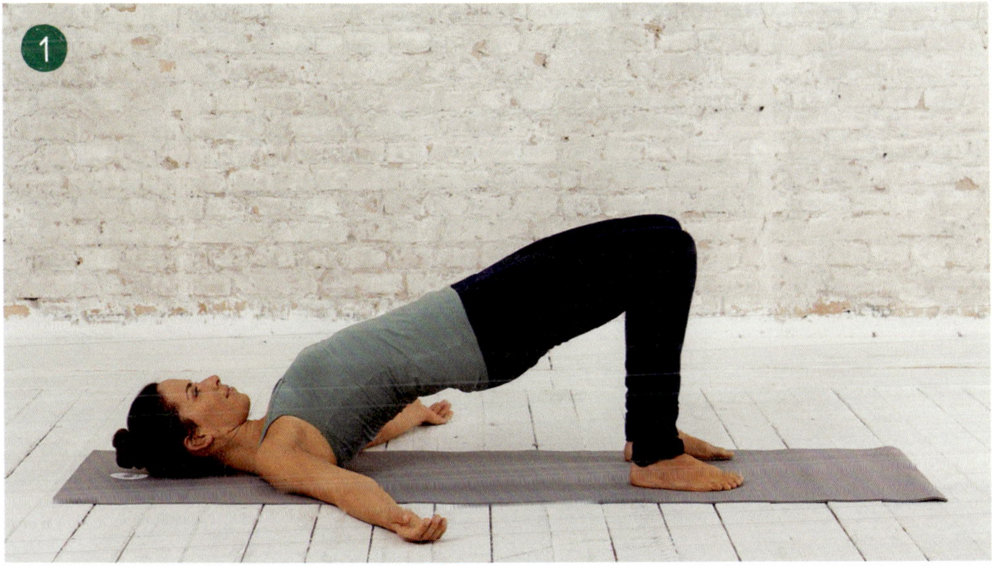

KRÄFTIGUNG FÜR NACKEN UND SCHULTERN

Wenn die Muskeln von Nacken und Schultern kräftig sind, verspannen Sie sich nicht mehr so schnell unter den alltäglichen Anforderungen.

DEN NACKEN KRÄFTIGEN

- Grätschen Sie die Beine in Bauchlage leicht, sodass Sie Ihre Leisten an den Boden schmiegen können.
- Breiten Sie Ihre Arme seitlich in Schulterhöhe aus und winkeln Sie die Unterarme an, bis sie parallel zueinanderliegen.
- Legen Sie Ihren Kopf auf die rechte Seite. Heben Sie ihn wenige Zentimeter vom Boden ab. Drehen Sie ihn ausatmend zur anderen Seite –die Nasenspitze ganz dicht am Boden – und legen Sie ihn behutsam ab 1. Achten Sie darauf, dass Ihr Nacken durchgängig lang bleibt und sich nicht statt der Nasenspitze das Kinn über den Boden bewegt!
- Nun heben Sie einatmend den Kopf etwas an, drehen ihn ausatmend zur anderen Seite und legen ihn ab.
- Wiederholen Sie diesen Bewegungsablauf 6- bis 8-mal zu jeder Seite.
- Legen Sie dann beide Hände übereinander und platzieren Sie Ihre Stirn auf dem oberen Handrücken.
- Spüren Sie so einige Atemzüge lang im Nacken und im oberen Rücken nach.

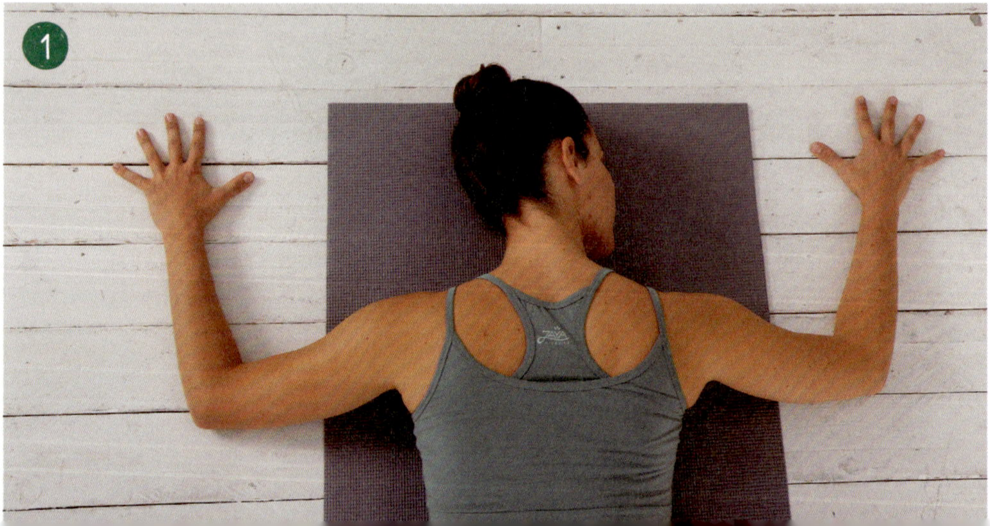
1

KLEINE KRAFTHALTUNG

- Kommen Sie in den Vierfüßlerstand. Stellen Sie die Hände schultergelenkbreit auf, sodass die Mittelfinger parallel zueinander sind, und spreizen Sie die Finger.
- **1** Stellen Sie die Zehen auf und heben Sie die Knie maximal fünf Zentimeter.
- Verweilen Sie so – atmen Sie tief. Wenn Sie müde werden, senken Sie ein Knie nach dem anderen ab und lassen Sie das Becken zu den Fersen sinken. Spüren Sie einige Atemzüge in der Kindhaltung nach.
- Stellen Sie im Langsitz Ihre Füße hüftgelenkbreit parallel vor dem Becken auf.
- Legen Sie die Hände hinter das Becken, die Fingerspitzen weisen fußwärts.
- **2** Drücken Sie kraftvoll mit den Händen gegen den Boden, heben Sie Ihren Brustkorb und ziehen Sie Ihre Schultern in die Breite. Halten Sie Ihren Hals und Nacken in der Verlängerung der Wirbelsäule.
- **3** Einatmend heben Sie Ihr Becken nach vorn oben, bis Ihr Rumpf waagerecht ist, einer Tischplatte gleich. Füße und Beine bleiben parallel.
- Ausatmend lassen Sie das Becken wieder nach hinten unten sinken – fast bis zum Boden. Bleiben Sie im Brustkorb und Schultergürtel weit.
- Wiederholen Sie diese Bewegung 6-mal in Ihrem Atemrhythmus oder verweilen Sie einige Atemzüge in der Haltung.
- Halten Sie dann inne und rollen Sie sich dann langsam in die Rückenlage ab.

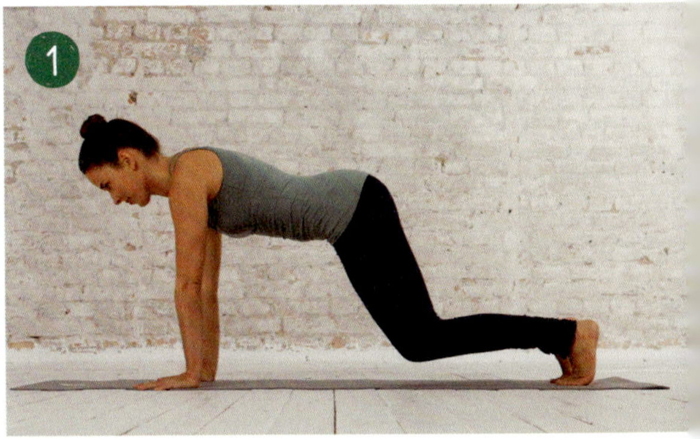

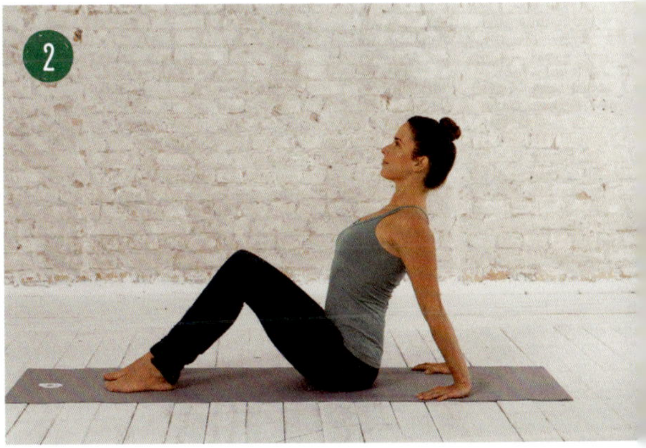

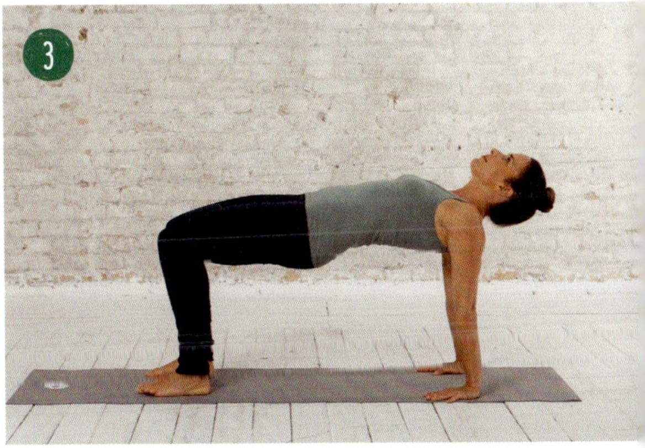

Bücher, die weiterhelfen

Bücher aus dem GRÄFE UND UNZER VERLAG

Daiker, Ilona:
Gelassen wie ein Buddha – Meditationen und Achtsamkeitsübungen für 52 Wochen (Tischaufsteller)

Eßwein, Jan:
Achtsamkeitstraining (mit CD)

Froböse, Prof. Dr. Ingo:
Rücken-Akut-Training (mit DVD). Mit Bewegung zu einem schmerzfreien Alltag

Hoffmann, Ulrich:
Meditation – Mein Übungsbuch für mehr Wohlbefinden und Gelassenheit

Iding, Doris:
Achtsamkeit – Mein Übungsbuch für mehr Balance und Harmonie

Lind, Prof. Ekard:
Fitness für Vielsitzer (mit DVD)

Mannschatz, Marie:
Meditation. Mehr Klarheit und innere Ruhe (mit CD)

Schneider, Maren:
Heilende Meditationen (mit CD)

Wittstamm, Willem:
Yoga für Späteinsteiger

Zylla, Amiena:
Yoga Basics (mit DVD)

Bücher von Anna Trökes aus dem GRÄFE UND UNZER VERLAG

Das große Yogabuch

Die Yogabox

Yoga – Mehr Energie und Ruhe (mit CD)

Yoga für den Rücken (mit DVD)

Yoga für Rücken, Schulter und Nacken

Yoga Nidra – Die Yoga-Tiefenentspannung (mit CD)

Mit Bettina Knothe:
Yoga-Glück

Bücher aus anderen Verlagen

Berufsverband Deutscher Yogalehrer:
Der Weg des Yoga
Verlag Via Nova, Petersberg

Iyengar, B.K.S.:
Licht auf Yoga
O.W. Barth, München

Michalsen, Prof. Dr. Andreas:
Heilen mit der Kraft der Natur
Insel, Berlin

Trökes, Anna:
Anti-Stress Yoga
Herder Verlag, Freiburg

Trökes, Anna:
Die kleine Yoga-Philosophie. Grundlagen und Übungspraxis verstehen
O.W. Barth, München

Trökes, Anna:
Yoga bei Depressionen
Herder Verlag, Freiburg

Trökes, Anna:
Yoga der Verbundenheit
O.W. Barth, München

Trökes, Anna:
Yoga-Meditation für Anfänger
Verlag Via Nova, Petersberg

Adressen, die weiterhelfen

Anna Trökes
Singener Weg 23
14163 Berlin
anna@prana-yogaschule.de
www.prana-yogaschule.de

Iyengar-Yoga Deutschland (IYD) e.V.
Pappelallee 24
10437 Berlin
www.iyengar-yoga-deutschland.de

AYI-Institut Dr. Ronald Steiner
Frauenstraße 124
89073 Ulm
www.ashtangayoga.info

YogaEasy.de – Deutschlands erstes Online-Yoga-Studio
Yoga-Video-App zum Abonnieren mit den neuesten Trends und mehr als 350 Yogavideos für alle Schwierigkeitsgrade und auch von Anna Trökes

Qualifizierte Yogalehrende in Ihrer Nähe finden Sie über:

BDY – Berufsverband der Yogalehrenden in Deutschland e.V.
Bürgerstraße 44
37073 Göttingen
www.yoga.de

BYO – Berufsverband der Yogalehrenden in Österreich
Neustiftgasse 14
A–1070 Wien
www.yoga.at

SYG – Schweizerische Yoga-Gesellschaft
Sekretariat
Aarbergerstraße 21
CH–3011 Bern
www.yoga.ch

Bezugsadressen für Yogazubehör

Yogamatten, -kissen und -sitzbänkchen:
Bausinger GmbH
Gottlieb-Daimler-Str. 2
72479 Straßberg-Kaiseringen
www.bausinger.de

Yogautensilien und -kleidung:
www.curare-yogawear.com
www.kamahyoga.com
www.littleyogastore.de
www.mandala-fashion.com
www.yogishop.com

Sachregister

Übungsregister

Impressum

Genehmigte Lizenzausgabe 2024 für Nikol Verlagsgesellschaft mbH & Co. KG, Barkhausenweg 11, 22339 Hamburg

Projektleitung: Ilona Daiker
Lektorat: Janette Schroeder, wort und art, Berlin
Bildredaktion:
Nele Schneidewind
Umschlaggestaltung: Nele Schütz Design unter Verwendung von Fotos aus dem Innenteil
Layout: Independent Mediendesign, Horst Moser, München
Herstellung: Anna Bäumner
Satz: Christopher Hammond
Reproduktion: Medienprinzen, München
Druck: Bittner print s.r.o.
Printed in the Slovak Republic

Syndication:
www.seasons.agency

ISBN 978-3-86820-839-9
2. Auflage 2025

info@nikol-verlag.de
www.nikol-verlag.de

Bildnachweis

Fotoproduktion:
Nicolas Olonetzky, Hamburg
Weitere Bilder: Cover: Tatjana Davidova; AKG: Seite: 10; Mauritius Images: Seite 108; Nadia Gasmi: Seite 82; GU-Archiv: Seite 20 (Johannes Rodach); Istock: Seite 8, 24, 36, 56, 58, 72, 80, 96, 110, 118, 126, 128

Dank

Wir bedanken uns herzlich bei den folgenden Firmen, die uns großzügig mit tollen Outfits und Accessoires für die Fotoproduktion unterstützt haben:
Jaya Organics
www.jaya-fasion.de
Kamah Yoga and Style
www.kamahyoga.com
Ajna Design
www.ajna-design.com
Curare Yogawear
www.curare-yogawear.com
yoga108 - yogastore & ecowear Berlin www.yoga108.de
Little Yoga Store Berlin
www.littleyogastore.de

Wichtiger Hinweis

Die Inhalte dieses Ratgebers wurden sorgfältig recherchiert und haben sich in der Praxis bewährt. Alle Leser sind jedoch aufgefordert, selbst zu entscheiden, ob und inwieweit sie Anregungen aus dem Buch umsetzen wollen. Autorin und Verlag übernehmen keine Haftung für die Resultate. Führen Sie alle Übungen immer im Rahmen Ihrer Beweglichkeit durch. Erzwingen Sie nichts.

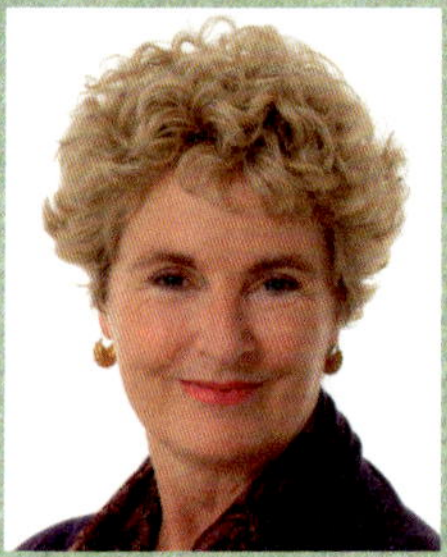

DIE AUTORIN

Anna Trökes, Jahrgang 1952, ist eine der profiliertesten Yogalehrerinnen und Yogaautorinnen im deutschsprachigen Raum. Sie unterrichtet seit 1974 und lehrt seit 1984 innerhalb der Yogalehrausbildung des Berufsverbandes der Yogalehrenden in Deutschland (BDY) und anderer europäischer Verbände. Viele Jahre lang hatte sie in Berlin eine eigene Yogaschule. Anna Trökes ist Heilpraktikerin, Rückenschulleiterin und hat zahlreiche Bücher, CDs und DVDs zum Thema Yoga veröffentlicht.

Yoga ist für sie ein ganzheitliches Übungssystem, das den modernen Menschen in Theorie und Praxis durch die Herausforderungen des Alltags begleitet. In über 40 Jahren Lehrpraxis hat Anna Trökes erfahren, wie heilsam sich bestimmte Asanas und Bewegungsabläufe auf Körper, Geist und Seele der Übenden auswirken – und teilt diese Erfahrung auch mit vielen ihrer langjährigen Kursteilnehmer/innen. Die Essenz dieser Erfahrungen finden Sie in der Yoga-Hausapotheke.

EINFACH ZUR RUHE KOMMEN

Stress ist die Ursache für viele Alltagsbeschwerden. Hier zwei Yogameditationen, mit denen Sie schnell zur Ruhe kommen, wenn mal wieder alles zu viel wird.

DEN HERZRAUM ENTSPANNEN

Durch diese Meditationsübung lernen Sie ganz gezielt, Ihren Herzraum in die Weite zu entspannen, gleichzeitig wird Ihr Blutdruck gesenkt.

- Kommen Sie in einen bequemen Sitz Ihrer Wahl, gern auch auf einem Stuhl. Halten Sie beide Hände ganz entspannt vor Ihren Brustraum.
- Schließen Sie die Augen und spüren Sie sich ein in den Raum rund um Ihr Herz. Schenken Sie Ihrem Herzen, das unablässig für Sie da ist, ein liebevolles und warmes inneres Lächeln. Das hilft, den »Herzraum« zu entspannen.
- Verbinden Sie sich mit dem Kommen und Gehen Ihres Atems. Stellen Sie sich vor, wie jede einzelne Zelle Ihres Herzens im Rhythmus Ihres Atems pulsiert – wie sich die Zellen ausdehnen und wieder zusammenziehen.
- Stellen Sie diese Bewegung mit Ihren Händen dar: Einatmend streben die Hände zu den Seiten, sodass der Herzraum weit werden kann, ausatmend nähern sie sich oder legen sich auf den Brustkorb – und das Herz entspannt.
- Wenn es Ihnen angenehm ist, nehmen Sie auch Ihren Brustkorb und Kopf mit in diese rhythmische Atembewegung: Richten Sie sich einatmend auf und schauen Sie nach oben, ausatmend lassen Sie den Brustkorb und den Blick wieder sinken.
- Wiederholen Sie diese Bewegung ein bis zwei Minuten. Spüren Sie dann nach. Fühlen Sie die Weite in Ihrem Herzen und die Entspannung, die sich in Ihnen ausbreitet.